医院管理伦理

杜 萍　路绪锋　李凤萍　编著

HOSPITAL
MANAGEMENT
ETHICS

復旦大學 出版社

内容提要

本书全面的介绍了医院管理领域的重要伦理关切,可作为医院管理工作者、卫生事业管理研究者的重要参考书。全书共15章,整体内容分为三大部分。第一章至第五章以理论层面梳理为主,着重阐明管理和伦理结合的可能性及必要性,分析管理伦理的一般原理、医院管理伦理的原则、医院伦理委员会的概况。第六章至第十章以医院管理实践的具体工作为切入点,分别叙述医疗、护理、药事、人力资源和科研5个重要方面的管理现状,分析这5个方面现存的问题,提出在管理过程中应遵循的伦理原则。第十一章至第十五章聚焦医院整体发展的诸多影响因素,从文化管理、信息建设、新技术管理、对外援助、风险与危机管理等角度阐述当前医院面临的管理伦理困境,给出可供参考的伦理原则。

书后附录部分以二维码形式呈现,包括8份与医院管理伦理相关的规范、条例、文件等,以期为读者提供参考便利。

前　言

医院管理伦理以医院管理者为核心,研究管理过程中人们相互之间的道德关系,特别是研究与医院有关的人际道德关系,并从中引申出关于医院管理伦理的各种原则、规范、范畴等要求。现代医院管理既要坚持以患者为中心,全心全意为患者服务,最大限度地满足患者的合理需要,又要坚持医疗公平、公正、合理以及社会效益优先的原则,这是医院管理工作的出发点和归宿,也是医院管理伦理必须坚持的原则。医院管理者只有遵循具有人文特征的伦理实施管理宗旨,才能推动医院可持续发展。

目前,国内专门研究医院管理伦理的著作不多,可查询到的有2册。分别为1992年由栾荣生主编,学苑出版社出版的《实用医院管理伦理学》和2003年由赵增福、李兵、邹伟合著,军事医学科学出版社出版的《医院管理伦理学》。面对当今社会的历史巨变,面对21世纪经济和社会发展的要求,研究分析医院管理和伦理之间的关系及其本质,对于完善医疗机构的科学管理之道,充分发挥"管理也是医院生产力"的功能来说非常重要。从这个层面,医院管理伦理既显示了伦理学指导社会发展亘古常新的生命活力,又预示着当代医院管理科学发展的新动向。我们期待通过本书的出版为医院管理领域的专家提供些许参考和借鉴,从而推动医院管理工作和我国卫生事业不断向前发展。

本书共15章。第1~5章以理论层面梳理为主,主要从管理和伦理这2个关键词入手,着重阐明两者结合的可能性及必要性,分析医院管理伦理的内涵、伦理原则提出的依据并针对现实需求凝练4条原则,同时介绍医院伦理委员会的概况及其为医院管理发挥的伦理审查监督的职能。第6~10章以医院管理实践的具体工作为切入点,分别叙述医疗、护理、药事、人力资源和科研5个重要方面的管理现状,分析问题,提出在管理过程中应遵循的伦理原则。第11~15章聚焦于医院整体发展的诸多影响因素,从文化建设、信息建设、新技术应用、对外援助、风险与危机管理等角度阐述当前医院面临的管理伦理方面的困境,给出可供参考的伦理原则。书后的附录部分含 8 个与医院管理伦理相关的规范、条例、文件等,希望为读者提供参考。本书的 3 位作者均为在医学高等学校工作的中青年学者,虽初心澄澈但水平有限,难免存在疏漏和不足,敬请各位专家、同行、读者不吝赐教,批评指正。

杜 萍

海军军医大学

2021 年 3 月 7 日

目　　录

第一章　管理伦理导论　　001
　　第一节　管理伦理——古老而又新颖的话题　　001
　　第二节　西方管理伦理思想溯源　　004
　　第三节　中国古代管理伦理思想及当代发展　　007

第二章　管理伦理的一般原理　　013
　　第一节　伦理的目的论和义务论　　013
　　第二节　伦理的相对论和绝对论　　016
　　第三节　管理伦理的一般原则　　019

第三章　医院管理伦理概论　　023
　　第一节　医院管理概述　　023
　　第二节　医院管理伦理的内涵　　025
　　第三节　医院管理伦理的实践作用　　028
　　第四节　医院管理伦理的现况与完善对策　　031

第四章　医院管理伦理原则　　035
　　第一节　医院管理伦理原则的含义和依据　　035
　　第二节　医院管理伦理原则　　037

第五章　医院伦理委员会　　049
　　第一节　医院伦理委员会概述　　049
　　第二节　医院伦理委员会的作用　　054

第六章　医疗工作管理伦理　　059
　　第一节　医疗工作管理概述　　060
　　第二节　医疗工作管理的挑战及问题　　064

　　　　第三节　医疗工作管理伦理原则　　　　068

第七章　护理管理伦理　　　　071
　　　　第一节　护理管理伦理概述　　　　072
　　　　第二节　护理管理实践困境及伦理原则　　　　076
　　　　第三节　各类护理人员管理的伦理要求　　　　082

第八章　药事管理伦理　　　　085
　　　　第一节　医院药事管理概述　　　　086
　　　　第二节　药品不良反应监测与过度用药的伦理应对　　　　090

第九章　医院人力资源管理伦理　　　　094
　　　　第一节　医院人力资源管理概述　　　　095
　　　　第二节　医院人力资源管理实践困境及伦理原则　　　　098

第十章　医院科研管理伦理　　　　110
　　　　第一节　医院科研管理概述　　　　111
　　　　第二节　医院科研管理伦理现状及问题　　　　114
　　　　第三节　医院科研管理伦理原则　　　　119

第十一章　医院文化管理伦理　　　　124
　　　　第一节　医院文化概述　　　　125
　　　　第二节　医院文化建设的现状与构建医院文化管理伦理的意义　　　　132
　　　　第三节　医院文化建设的伦理要求与路径　　　　134

第十二章　医院信息建设管理伦理　　　　139
　　　　第一节　医院信息管理概述　　　　140
　　　　第二节　医院信息系统及其发展趋势　　　　143
　　　　第三节　医院信息管理中的伦理问题与对策　　　　148

第十三章　医疗新技术管理伦理　　　　154
　　　　第一节　医疗新技术管理概述　　　　155
　　　　第二节　医疗新技术管理中的伦理挑战与应对　　　　159

第十四章　医疗援助管理伦理　　　　164
　　　　第一节　医疗援助概述　　　　165

第二节　医疗援助的管理伦理问题　　170
　　第三节　医疗援助管理伦理原则　　174

第十五章　医院风险与危机管理伦理　　177
　　第一节　医院风险管理伦理　　178
　　第二节　医疗纠纷与侵权管理伦理　　182
　　第三节　医院危机管理伦理　　187
　　第四节　互联网条件下医院危机舆情管理　　190

附录　　193

参考文献　　194

第一章　管理伦理导论

管理伦理是管理学和伦理学交叉的一个崭新方向。20世纪80～90年代以来,管理与伦理结合的趋势日趋明显,管理学家几乎把伦理提到了关系企业或组织生存与发展的至高地位。诸如,"企业通过竞争焕发活力,依靠伦理而得以生存""优秀企业的秘诀在于懂得人的价值观和伦理,懂得如何把它们融入公司战略中""基本伦理是对人的尊重"等,伦理观越来越成为管理界的共识。有人甚至指出,如果说泰罗的科学管理、梅奥的行为科学是管理科学发展史上的2个里程碑,那么管理伦理学就是管理科学发展史上的第3个里程碑。面对当今社会的历史巨变,面对21世纪经济和社会发展的要求,管理伦理既显示了伦理学亘古常新的生命活力,又预示着当代管理科学发展的新动向。科学揭示管理和伦理之间的关系及管理伦理的本质,对于完善人类的科学管理之道,充分发挥"管理也是生产力"的功能,具有重要意义。

第一节　管理伦理——古老而又新颖的话题

"管理是外在的伦理,伦理是内在的管理。"管理伦理的本质在于利益关系的处理,使内部利益相关者得到激励,外部利益相关者得到信任,最终产生一种无形的软实力。

一、何谓管理

从字面上讲,管理就是管辖和处理的意思。管理作为一个科学概念,到目前为止还没有一个统一的为大多数人所接受的定义。国内外专家学者由于研究管理时的出发点不同,因此他们对管理所下的定义也不同,但都从某个侧面反映了管理的不同内涵。强调工作任务的人认为,管理是由一个人或多个人来协调其他人的活动,以便达到个人单独活动所不能达到的效果。强调管理者个人领导艺术的人认为,管理就是领导,基于组织中的一切有目的的活动都是在不同层次的领导者的领导下进行的,组织活动是否有效取决于这些领导者个人领导活动的有效性。强调决策作用的人认为,管理就是决策。

还有许多专家学者对管理下了很多定义,如哈罗德·孔茨在其《管理学》一书中指出:管理就是设计和保持一种良好环境,使人在群体里高效率地完成既定目标;斯蒂芬·P·罗宾斯认为,管理是指同别人一起,或通过别人使活动完成得更有效的过程;丹尼尔·A·雷恩认为,管理是指管理者为有效地达到组织目标,对组织资源和组织活动有意识、有组织、不断地进行的协调活动。

管理要解决的本质问题是有限资源与组织目标之间的矛盾。管理通常是指在特定环境下,通过计划、组织、控制、激励和领导等活动,协调人力、物力、财力和信息等资源,以期更好地实现组织目标的过程。这包含以下4层含义:管理采取的措施是计划、组织、控制、激励和领导这5项基本活动,又称为管理的五大基本职能;通过5项基本活动,对人、财、物、信息、时间等组织资源进行有效的协调与整合;管理作为一种有目的的活动,必须为有效实现组织目标服务,以使整个组织活动更富有成效,这也是管理活动的根本目的;管理活动是在一定的环境中进行的,环境既给管理创造了一定的条件和机会,也对管理形成了一定的约束和威胁,有效的管理必须充分考虑组织内外的特定条件。

二、何谓伦理

伦理问题贯穿人类的文明发展史。人作为一种社会动物逐渐从其他动物群中分离出来以后,为了维持自己的生存与发展,为了在社会生活中规范人与人之间的关系,逐渐在生产与生活实践中形成了一系列风俗、习惯及行为准则,这些都构成了伦理的有机要素。人们不断对实践中的经验加以总结,将一些风俗习惯、行为准则以制度的方式加以规范,而且开始从理性的角度来思考这些问题,以期建立一个理想的社会。随着时间的推移,这一系列有关道德的认识和观念逐渐得到发展与提高,从而逐步形成较为系统和全面的伦理思想,并发展为一门单独的学科。

从语义学角度来看,"伦理"一词在西方来自古希腊文"伊索思"(ετηoς)。这个词在早期古希腊哲学家中还曾作为专门术语以表示某种现象的本质或实质。几经演变之后,人们逐渐开始固定用这个词来表示一个民族特有的生活习惯,相当于汉语的"风尚""习俗"等概念,又有"性格""品质""德性"等意思。

"伦理"一词在中国最早见于秦汉之际成书的《乐记》,"乐者,通伦理者也",意指音乐同伦理是相通的。这里所说的"伦理"含有人际关系的基本意思。东汉经学家郑玄认为:在汉语"伦理"两字中,"伦,犹类也;理,犹分也"。东汉文字学家许慎等人则从文字学上解释道:"伦"字,从人从仑,故仑字有"条理""思虑"等意,加上人旁作偏旁,便含有人与人之间应有之理的意思。简而言之,在我国汉语中,"伦"是指人际关系,故有"人伦"一说。"理"则是指道理、规律和原则。"伦理"合称即是指人与人之间相处应当遵守的道理,或者说处理人与人之间相互关系的道理。伦理和道德基本同义,人们常常把它们等同使用或连用("伦理道德"),但伦理和道德之间还是有一些区别的。例如在汉语里,可以说一个人不道德,却不可以说一个人不伦理;人们可以说一种行为的不道德,却不可以说一种行为不伦理。这表明道德或不道德可以是一个人及其行为的属性,而伦理则不是;道德可以是一个人的品质,而伦理则不是。可见,道德既可以指处理人际关系的规范,也可以指人的品质,而伦理则主要指处理人际关系的规范。由于道德与伦理有上述区别,所以现在人们更多地说伦理学是关于道德的学问,因为这个学科不仅要研究处理人际关系的各种道德规范,也要研究人的道德品质,即人的德性和德行。

在黑格尔看来,道德是个人品德,伦理是群体关系。品德论高低,伦理论对错。道德是评价性的,而伦理是反思性的。伦理的核心问题是价值观。

三、管理与伦理的结合

(一)管理与伦理结合的必然性

管理与伦理结合首先是由两者的一致性和相关性决定的。一方面,管理活动离不开伦理准则。管理的核心是协调,协调的实质是利益关系的调整,而如何正确处理利益关系正是伦理所要回答的问题。管理的本质是决策,组织效益来自正确的决策。而正确的决策,除了进行经济、技术分析外,还必须进行伦理分析。只有决策符合社会的进步、人民生活的改善这一根本目的,兼顾利益相关者利益时,决策的可行性才具有了坚实的基础。另一方面,伦理具有特殊的管理功能。伦理作为一种社会规范,不仅从人们的主观意识上控制和引导着人们的行为,使得人们每做出一项社会行为时,都会自觉或不自觉地考虑一下是否符合伦理道德。伦理在客观上也制约着人们的行为,每当人们的一项社会行为产生后,周围的人群都会用当时社会所奉行的伦理道德规范来对这一行为加以衡量和评判,符合规范的行为就以各种形式予以肯定,不符合规范的行为就会以各种形式加以批评和抨击。更重要的是,伦理管理具有独特的优点。人类对社会的管理是由强制的和非强制的管理元素构成,政治和法律是强制的管理,对社会的各方面起着强有力的约束作用。但是法律总是比较简明扼要,不可能涵盖社会行为的各个方面,而且法律也有滞后性,因此,法律所调节管理的范围和程度有一定限制。而伦理通过社会舆论、习惯、良心、理想等发挥其管理作用,它是通过对人的深层心理的渗透,直接影响人的内部精神世界,因而其对社会管理的作用有时显得更为深刻、稳定。

(二)管理伦理的内涵

从内涵上讲,管理伦理是组织或个人在全部管理活动中应遵守的伦理规范,包括2个方面。

1. 组织及其成员的行为规范　组织是由个人组成的,但组织行为却不能简单地表述为单个成员的行为之和,组织具有自己的目标、利益和行为方式。当一个人问组织应该做什么? 组织的道德责任是什么? 就意味着组织本身被看作一个"道德角色"或"组织公民"。组织行为往往由组织成员来具体实施,因此,在讨论组织应该遵守的行为规范时,实际上也提出了其成员应遵守的行为规范。

2. 对利益相关者产生影响的行为规范　管理伦理并不调节组织及其成员的一切行为,而是调节那些对利益相关者产生影响的行为。在这里,利益相关者可以是个人,也可以是群体、组织,乃至自然和整个社会。

从这个角度来理解,管理伦理是一个古老而又新颖的话题。说它古老,是因为在工商企业管理活动中,不管有意无意,管理伦理实际上一直都存在。因为道德活动本身就是人的活动的一个基本方面,因此,管理伦理几乎与企业生产经营活动一样悠久。说它新颖,是因为管理伦理学作为一门学科,20世纪70年代才在美国开始形成,到80年代后期,才开始与企业社会责任一道作为一章内容出现在西方的管理学教科书中。到了90年代,才有越来越多的企业家和伦理学家坚信,关注并研究管理伦理将是现在及未来企业管理的一个重要特征。

第二节　西方管理伦理思想溯源

西方管理伦理思想是指西方关于管理活动的道德行为准则和价值观念的

学说和观点,起源于古希腊,经历了文艺复兴、近代资产阶级革命和现代等几个时期。古希腊时期,管理伦理主要内容集中于对人的本性、行为的看法及其对社会应尽的义务。苏格拉底强调并夸大知识对人的行为的约束作用;亚里士多德则从人的行为是自由的出发,明确提出人必须对自己的行为负道德责任,而且应以城邦利益为重。文艺复兴时期,它作为反映资本主义生产关系的管理伦理思想,披上了宗教的外衣,使世俗的管理活动同宗教的神圣义务结合起来,注重管理者的道德品质和行为规范。意大利政治学家马基亚弗里《君主论》一书从政治管理的角度分析管理者与被管理者的关系,认为一个君王(管理者)应以自己为榜样来鼓舞人民从事伟大的事业。近代资产阶级革命时期,经济管理、企业管理、行政管理等学科日渐形成,管理伦理思想也逐步走向理论化和系统化。这一时期管理伦理思想的代表人物主要有亚当·斯密、康德、欧文和黑格尔等,他们提出了许多重要的观点,例如自由竞争原则、市场调节,以及对交换、分配等的看法,其中包含着丰富的管理伦理思想,并影响了现代人的管理思维和管理伦理思想。第二次世界大战之后,相继出现了多种现代管理理论,极大地推动了和促进了管理活动的实践。

一、科学管理思想

泰勒"科学管理"理论标志着西方的企业管理开始从放任管理阶段进入"科学管理"阶段。泰勒科学管理的主要思想是:一切管理都应当采取科学的方法,注意管理中的科学性,反对经验性、任意性,以求最大限度地提高工人的劳动效率。工厂管理机构的职能是在试验的基础上,通过分析经验数据,制定出标准的操作方法和相应的工作定额,并通过差别的计件工资制来刺激工人的劳动。这套管理方法显著地提高了生产效率,因此在当时受到工厂主们的欢迎。但工人们逐渐认清"泰勒制"是工厂对他们剥削的巧妙手法,他们常常以怠工、罢工的形式对泰罗制管理方法进行抵制,导致了"科学管理"的失灵。科学管理学派把工人看作纯粹的"经济人",认为工人只关心经济收入,把金钱、物质利益作为刺激工人积极性的唯一动力,把工人看作挣钱的机器,忽视了工人的社会需求,不可能激发工人的献身精神和主人翁的责任感。随着工人文化水平和精神要求的提高,"科学"管理受到种种抵制,导致劳动生产率迅速下降,行为科学学派等管理学说应运而生。

二、行为科学学派

以梅奥、马斯洛等人为代表的行为科学学派产生于 20 世纪 20～60 年代。该学派认为,金钱绝不是刺激人的积极性的唯一动力,应该重视工人的心理因素和社会因素,重视工人的需要和动机,正视环境对提高工作效率的影响。工人不是机械的经济动物,而是"社会人",是复杂的社会成员。作为社会人,工人有多种需要。按照马斯洛的划分,人的需要分为 5 种层次,即生理需要、安全需要、社交需要、尊重需要、自我实现的需要。影响工人生产积极性除了金钱因素,还有社会和心理因素,如人与人之间的平等交往、期望得到自由和尊重等。为此,应该把工人当"社会人"加以尊重。管理人员不能只从物质需求方面去调动人的积极性,不能以为只要多发工资、奖金就可以解决一切问题,应该关注员工的各种精神需要,真诚地关心人、尊重人,发挥每个人的才干,才能更加持久有效地调动人们的劳动积极性。劳动生产率不仅受劳动环境、工作方法等因素的影响,还取决于工人的工作热情和工作态度。而员工的工作情绪又与企业中人与人之间的关系好坏密切相关,因此,企业管理人员必须注意协调企业中人与人之间的关系,使之和谐融洽。

美国心理学教授麦克雷戈借用了马斯洛理论中的"自我实现的人"这个概念,把它作为人性的本质,并结合管理问题引申出 Y 理论。他认为,X 理论(即经济人假设的理论)关于人性的假设是错误的,人的本性应当是善的。只要充分发挥人的优点和长处,就能发挥人的潜能,提高生产率。他反对以物为中心的权力管理方法,代之以人为中心的积极诱导的管理方法,提出与"自我实现的人"相吻合的 Y 理论,要求创造一个协调的工作环境,相信工人的能力和创造性,充分发挥工人的才能,为人才的培养创造有利条件。

三、Z 理论对管理人道化的新探索

"经济人""社会人""自我实现的人"的理论都是根据人的某方面需要而提出的人性假设。然而,研究表明,人的需要和动机是复杂的,人在不同的年龄和不同的情况下具有不同的需要,其表现形式也各不相同。人的需要是随着年龄的增长、知识的积累、地位的改变、人际关系的变化而不断变化的,因此,对人的管理方式也应随之发生改变。于是,在 20 世纪 60～70 年代,"复杂人"的假设应运而生。威廉·大卫通过对比分析日本和美国的管理模式,对管理人道化做了新的探索,设计了 Z 型管理模式,其主要内容如下:第一,努力在企业中建立起一种稳定和谐的人事关系。在企业中实行长期雇佣制度,采取长期考察、逐步晋升的方式让人们互相了解,有利于形成一种稳定的工作环境,以利于有效管理。第二,形成集体价值观。集体价值观强调集体的力量和人们之间的通力合作,比个人主义更符合现代化企业管理要求。第三,Z型管理的核心是平等主义。道德因素充分发挥作用的基础就是平等主义。要使人与人之间具有信任、亲密性和微妙性,使企业形成一种"工作道德环境",平等是必不可少的。只有在平等、和睦、友善、信任的环境中工作,才能提高效率。"Z理论"探索了人际关系与劳动生产率之间的微妙关系,把企业管理置于道德调节的基础上,注重道德因素在管理中的作用,这实际上指出了管理伦理的要义。

第三节 中国古代管理伦理思想及当代发展

中国古代是将伦理与政治融为一体的国家。在几千年的社会发展中,从农业经济基础上发展起来的宗法伦理,强烈地影响着社会生活的各个方面,贯穿社会的政治、经济、文化,以及人际关系。伦理思想作为传统文化的一部分,经过历史的沉淀,至今仍对我国的管理伦理具有重大影响,发挥着不可替代的作用。

一、中国古代各家的管理伦理思想

(一)以"仁"为核心的儒家管理伦理

孔子生活在一个礼崩乐坏、道德沦丧、战乱频繁、人民生活痛苦不堪的时代。在《春秋》记录的242年间,"弑君三十六,亡国五十二",父子相残,兄弟相争,据儿媳为己有,通王后于内宫,此等道德败坏之事,在宫廷与宗庙之内屡屡发生。所以孔子感叹"臣弑其君,子弑其父,非一朝一夕之故,其所由来者渐矣"。统治者的骄奢淫逸再加上连年征战,带给人民的是无尽的苦难。在这种情况下,孔子怀着旷世之忧,高举着道德理想主义大旗,提出了以"尧舜之治"为目标,以"仁"为核心的管理伦理思想体系。

孔子强调"仁者爱人",要爱惜民力,他要求统治者要像爱自己一样爱别人。这种道德推论过程,孔子称为"恕",即"己欲立而立人,己欲达而达人""己所不欲,勿施于人"。然而,人的自私动机并不能保证这种"忠恕"之道的推行,人们总是爱自己甚于爱别人。这就要求我们对自私、自爱、自利的欲望加以克制,孔子称为"克己"。然而,春秋时代已"礼崩乐坏",在孔子看来,必须恢复周文王、周武王那一套礼乐规范——周礼。这一心路历程孔子称为"克己复礼"。所以孔子说"克己复礼为仁"。在孔子看来,稍稍克制一下内心的欲望是每个人都办得到的事情,"仁远乎哉?我欲仁,斯仁至矣",所以儒家管理伦理强调"人皆可以为尧舜"。从儒家伦理的基本要素来看,要达到"仁"的理想境界,须从德、义、礼、信4个方面入手。

1. "德"是指道德操守 实际上是仁的思想延伸。"德"可以从2个方面解释:一是"为政以德",即以道德教育民众,以道德治理天下,从而形成和谐的社会关系,以稳固自己的统治。正如孔子所言:"为政以德,例如北辰居其所,而众星拱之"。德的另外一层含义是指统治者自身要有高尚的道德修养,不能只靠行政的强制性约束民众,"政者,正也。子帅以正,孰敢不正?"他要求统治者"以德服人"。

2. "义"包括道义、仁义、正义 主要涉及的是价值准则的问题。"义"从内涵上包含3个方面的内容:一是指"道",反映的是事物本身内在的规律性,人们必须以其行事;二是指"义"本身,这是对道的一种正确的价值判断,例如孝、忠、悌等;三是指人们的行为准则,例如"义利"之辨中的"义",重视的是"义"的价值观念对经济行为的制约,不能见利忘义。

3. "礼"是礼节、礼义、礼貌 实际上是描述人与人交往之间,或者说人们在处理人际关系时应该遵循的一种准则和规范。"礼"在人际关系方面的行为准则就是"人伦":强调对上要"忠",对下要"慈",对父母要"孝",对弟要"悌"。"礼"在其他方面的行为规范还包括"温、良、恭、俭、让""智、信、仁、勇、严"等。

4. "信"是指信用、信义、诚信 《论语》中多次讲到信,强调大到治国,小到处事,都要讲信用。从治国来说,"道千乘之国,敬事而信,节用而爱人,使民以时";从为徒来说,"弟子入则孝,出则悌,谨而言,泛爱众而亲仁";从为友来说,要做到"与朋友交"言而有信。

儒家把这种人伦关系扩充到社会政治领域,使伦理政治化、政治伦理化。

(二)以"道"为核心的道家管理伦理

老子曾亲眼目睹周朝的衰败与诸侯各国的变乱,他告诫后人历史兴亡、四时更替、宇宙万物的根本规律就是"道"。

"道可道,非常道",即"道"为"万物之奥",非一言一语所能穷其奥秘。"道生一,一生二,二生三,三生万物",也就是后人所概括的"北方学者之谓道,宇宙之法则也。老子则以宇宙之本体为道,即宇宙全体抽象之记号也"。在此基础上,老子进一步将"道"加以引申:"道为万物之宗""道为事物规律""道为治国原则""道为道德准则",所以,"道"是老子管理伦理的核心。

在老子看来,管理的最高境界是"无为而治"。根据某学者的观点,老子的"无为而治"包括"无事""清静""无欲""柔弱""见微"5个方面。

1. **无事** 老子说:"圣人处无为之事,行不言之教;万物作而弗始,生而弗有,为而弗恃,功成而弗居。夫唯弗居,是以弗去"。对于"无事",古人多解释为"君无为而臣有为",而当今的管理理论研究者大多解释为"领导要抓大事"。

2. **清静** 老子认为"我好静而民自正",倡导"清静为天下正"。这种"清静"源自对奢靡生活的根除,"是以圣人去甚,去奢,去泰",在此基础上进一步提高,可以达到"致虚极,守静笃"、宠辱不惊的"清静"状态。

3. **无欲** 老子主张管理者要"少私寡欲",因为"罪莫大于可欲,咎莫大于欲得"。他认为"五色令人目盲;五音令人耳聋;五味令人口爽;驰骋畋猎,令人心发狂;难得之货,令人行妨"。表面上看,"清静"与"无欲"都是一种个人修养方面的要求,但两者实有差异:"清静"强调的是一种内心的宁静;"无欲"则突出的是外在的、过分膨胀的物欲方面的戒除。

4. **柔弱** 老子认为柔弱胜刚强。他强调要像水一样避高趋下,所谓"水善利万物而不争,处众人之所恶,故几于道""天下之至柔,驰骋于天下之至坚",要像婴儿一样自然柔和,所谓"专气致柔,能如婴儿乎",要像溪谷一样甘居下位,所谓"知其雄,守其雌,为天下溪""知其荣,守其辱,为天下谷",其结果是,"夫唯不争,故天下莫能与之争"。

5. **见微** 老子认为"合抱之木,生于毫末,九层之台,起于垒土,千里之行,始于足下",他要求管理者"为之于未有,治之于未乱""微妙玄通,深不可识"。这是因为"天下难事必作于易,天下大事必作于细""其安易持,其未兆易谋,其脆易泮,其微易散"。他要求管理者要体察入微,谨小慎微,"治大国,若烹小鲜"。

(三)以"刑德"为核心的法家管理伦理

老子的"无为主义""放任主义"的管理伦理到战国时代的韩非子那里,被封建帝王的严刑峻法所替代。在韩非子看来,孔子所倡导的以"仁义之道"和老子所倡导的"无为而治"在战国末期都已失去了社会基础,"无威严之势,赏罚之法,虽尧舜不能以为治"。因此,韩非子提出"圣人不期修古,不法常可,论世之事,因为之备"的"世异则事异"的变化观念,并进而提出以"刑德"为核心的管理伦理体系,具有重要的历史意义和现实借鉴意义。所谓"刑德",按韩非子的解释,"杀戮之谓刑,庆赏之谓德",也就是赏罚分明。其法家管理伦理包括以下4个方面的内容。

1. **性恶论** 法家主张性恶,韩非子从当时子弑父、妻篡权的残酷的宫廷斗争的现实出发,提出"夫以妻之近,子之亲,犹不可信,则其余尚可信乎?",建立了功利基础上的道德怀疑主义。

2. **重刑罚** 韩非子主张"法不阿贵,绳不挠曲。法之所至,智者弗能辞,勇者弗敢争。刑过不避大臣,赏善不遗匹夫"。期望建立一个"强不凌弱,众不暴寡,耆老得遂,幼孤得长,边境不侵,君臣相亲,父子相保,而无死亡系虏之患"的法治社会。

3. **排慈惠** 韩非子本其重农尚战政策,对儒家所倡导的仁爱慈惠极力排斥。按照韩非子的逻辑,对无功的贫困进行施与,势必与论功行赏发生冲突,是"有功与无功同赏"。这种绝对的"正义"后面掩盖的实际是绝对的功利。

4. **尚"势""术"** 韩非子之"法"强调禁万民之所需,供一人之私欲,使黎民百姓以至王公大臣"有口不以私言,有目不以私视",而君主却可以"专意一行""独制四海之内",是一种十足的专制理论。为强化封建君主的专权控制,韩非子强调,除了运用"法"之外,还可以利用权势("势")、行使诈谋("术")。这样,封建君主可以"操法术之数""执权柄之势",使"天下不得不为己视,天下不得不为己听",以达到独擅天下的目的。

(四)以"谋"为核心的兵家管理伦理

战争是人类最高的竞争形式,《孙子兵法》是对春秋时期上百次战争经验的总结,也是当时各国政治、经济、军事、外交斗争的战略、战术的高度概括,是中国古代兵家管理思想的最高峰。在《孙子兵法》中,孙子提出了以"谋"为核心的管理伦理体系。

1. **战略上的用兵之"谋"** 孙子强调"上兵伐谋,其次伐交,其次伐兵,其下攻城",首先在战略上战胜对手,做到"不战而屈人之兵",这是战争的最高艺术。

2. **战术上的用兵之"计"** 《孙子兵法》的开篇即《计篇》,突出用兵之道在于"计"。在说明"计"出无穷,变化多端的同时,孙子总结出了"攻其无备,出其不意"的本质规律。

3. **用将方面的"智"能要求** 将帅是战争上的最高统帅,同时又是一国之辅,因此将领的素质极其重要。在对将领的素质要求中,孙子提出了"智、信、仁、勇、严"5项要求,而最重要的、摆在第一位的是智能方面的要求。将帅的智能要求,总的来说,是要成为"善用兵者""知兵之将";而在具体的战争过程中则是多方面的。举例来说,在战略考虑方面,要成为"未战庙算胜者";在战争形势的把握方面,要"知己知彼";在战争节奏把握方面,"兵贵胜,不贵久",要速战速决;在对军队力量的运用方面,要"先为不可胜,以待敌之可胜";在战争指挥方面,要"避实而击虚""因敌而制胜"。

4. 用间方面的"微"妙艺术　孙子将用间提高到了国家存亡、战争胜负的高度,在生死存亡关头对敌情的"先知"尤其重要。"先知者,不可取于鬼神,不可象于事,不可验于度,必取于人,知敌之情者也"。而在具体的用间过程中,有"五间":"有因间,有内间,有反间,有死间,有生间"。这"五间"要运用得法,需要的是高智商、大智慧:"五间俱起,莫知其道,是谓神纪""非圣智不能用间,非仁义不能使间,非微妙不得间之实"。

5. 用势方面的"奇""正"之变　孙子要求高明的将帅不苛责于人,而是通过敌我形势分析,造就有利于我方的战争环境与心理态势。孙子进一步强调要以正兵合战,以奇兵制胜,善于"奇""正"之变。他认为"善出奇者,无穷如天地,不竭如江河""奇正之变,不可胜穷"。

二、中国管理伦理的当代发展

20世纪80年代以来,我国社会发展也遇到了西方工业发达国家所遇到的各种矛盾和问题。这些矛盾和问题严重地干扰和影响了社会主义市场经济体制的建立和改革开放的深入,对整个社会的思想道德状况造成了很坏的影响,也使许多企业在经营中陷入了难以生存和发展的困境。因此,有关市场经济与道德现状的关系,以及如何利用合理的伦理道德机制改善经济生活中的混乱局面,遏止社会道德下滑等问题,就自然成为我国从上到下,从专家学者到普通百姓乃至海外有关人士普遍关注的热点问题。

我国管理伦理的研究与社会主义市场经济的发展密切相关,始于20世纪80年代中期。主要呈现4个方面的特点。

1. 重视对企业管理伦理的探讨　学术界现已出版的管理伦理学著作大多是探讨和论述企业管理伦理的。

2. 重视对中国传统管理伦理思想资源的挖掘　中国传统思想史中有着丰富的管理思想,许多著作都是论述管理问题的,如《论语》《孟子》《孙子兵法》《老子》《荀子》《管子》等,其中也有丰富的管理伦理思想。尤其是儒家典籍,其基本倾向就是运用伦理道德来开展管理活动,把伦理道德当作经邦济世的工具或手段,基本内容如施政以仁义为原则、管理以和谐为理念、养民以惠、诚信经商、节用爱人、以德选才等。对这些内容,我国学者普遍重视,并加以深入挖掘,许多著作都设有专门章节加以总结和梳理。

3. 重视对管理伦理的普遍原则和管理者的德性修养的研究　学界普遍重视对管理的一般伦理原则的探讨,但所坚持的原则的具体内容并不完全相同。管理者在管理活动中遵循一般管理伦理原则,同时也具备相应的德性。因此,学界非常注重管理者德性涵育的研究和探讨。

4. 重视对管理与伦理关系的研究和管理伦理学理论体系的建构　研究管理伦理问题,首先面对的是管理与伦理的关系,我国学界普遍重视对管理的伦理特性和伦理的管理功能的挖掘和探讨,也比较自觉地进行管理伦理学理论体系的建构。

(杜　萍)

第二章　管理伦理的一般原理

国内外理论界真正关注管理与伦理之间的联系,并将管理的伦理问题在"管理伦理"的名称下加以专门研究,是最近 20~30 年的事情。管理伦理问题最初围绕企业的社会责任进行广泛研究,"利润先于伦理"还是"伦理先于利润",以及企业是否具有道德地位是研究的中心问题。随着研究的发展,进而扩展到其他社会机构、团体和单位的管理研究之中。特别是涉及制度和政策方面的伦理问题的研究近些年成为主流,在这个过程中,对管理伦理一般原理的探究不可回避。

第一节　伦理的目的论和义务论

规范伦理学关注的是人的行为怎样才是道德的,它提出一系列道德规范,规定人们的行为。所以这种伦理学被称为规范伦理学。西方规范伦理学有 2 个基本派别。一派是目的论;另一派是义务论。目的论与义务论的区别在于,用什么标准或原则来评判行为的善恶。

一、伦理的目的论

按照对行为后果的不同解释,目的论的伦理学主要有 2 种划分方式:利己主义和功利主义。

(一)利己主义目的论

利己主义目的论在评价道德行为时,贯彻的一个原则就是这个行为在道德上是否正确或正当,能否给行动者带来最大的利益或者幸福。利己主义目的论的理论前提就是关于"人性自私"命题的延伸。从起源上说,这是近代资本主义思想家为了论证资本、利润和生存竞争的必要性,使整个社会"沉浸在利己主义打算和个人发家致富之中"而提出的。需要指出的是,利己主义的"己"可以是一个人,也可以是一个团队或者一个集体,甚至可以是一个地区或者一个国家;而且利己中的"利"并不一定伴随着损人,只不过是主要考虑己方的利益。但是利己主义存在致命的缺陷,因为它不可避免地会在现实生活中陷入窘境。从人性自私的基本点出发,自己的利益才是所有行为的目的,而他人或者他人的利益只是实现自己目的的手段或者过程。那么不可避免会出现的情况是,既然大家都以自己的利益为目的,而他人只是实现利益的手段,那么整个社会将是一个充满冲突的社会。正如近代英国哲学家休谟指出的,信誉的建立不能单纯依靠个人利益的最大化,因为个人的利益是多变的,今天这个人有用处,就同这个人讲信誉,明天这个人没用处,从自己的利益出发就不会再对这个人讲信誉。

(二)功利主义目的论

由于利己主义存在的根本缺陷,于是另一种目的论伦理思想就出现了,这就是功利主义。主要代表为英国哲学家穆勒,他提出了一个判断善恶的根本原则,即能给最大多数人带来最大幸福的行为就是善行,也称作道德的行为。也就是说,功利主义是以行为的效果来评判行为道德与否的。这里的"最大多数"指的是受一个行为影响的全体当事人中的"最大多数",而不总是指一个国度的全体人口中的"最大多数",或全人类中的"最大多数"。例如,开会的时候,有人用手机,高声地与他人通话,分散了在场的所有或大多数人的注意力,这种行为就是不道德的行为。一个企业家捐资兴建了一所希望小学,使当地大多数或所有失学儿童得以复学,这种行为就是道德的行为。如果一个行为给全体当事人都带来利益,也造成损失,但利益的总量超过了损失的总量,即幸福的量为正值,那么这个行为也是道德的。反之,则是不道德的。功利主义的效果标准,在很多场合能够合理地发挥道德评价的作用,但有时也会陷入窘境。例如,20 世纪 80 年代的大学生张华跳入粪池救老农,老农没救上来,他却失去了风华正茂的宝贵生命。这样的行为用功利主义的效果标准来衡量是得不偿失的,因而不能说是善行,不值得赞扬。这一结论显然是人们难以接受的,不符合人们的道德直觉。

二、伦理的义务论

与目的论相反,义务论反对以行为的效果来衡量行为的道德价值,主张只有而且只要出于"善良意志"("好心")的行为,即出于履行义务的动机的行为,就具有道德价值。义务论的代表人物是德国古典哲学家康德,他提出了使人的意志成为善良意志所必须遵守的3条最基本的道德规范。这3条道德规范是所有人都必须无条件遵守的,所以又称为"绝对命令"。遵守"绝对命令"是主体至高无上的、绝对的道德义务。凡是出于履行绝对的道德义务的"善良意志"或动机的行为,都是善的,都是有道德价值的,其善恶和道德价值的高低正负与行为的效果无关。

康德所提出的3个道德原则分别如下。

第一个原则:行动的时候,必须考虑是否希望自己的行为准则成为一个普遍的行为准则,如果不愿意就不当为。例如,当我想随地吐痰的时候,必须考虑我是否也愿意大家都像我一样随地吐痰,如果我不愿意,那我就不应随地吐痰。你不希望大家做的事,自己也不要做。如果你想救助穷人,那你就应考虑是否希望所有的人都对穷人施以援手,你当然希望,所以你应义无反顾地去做。

第二个原则:当你行动的时候,要把每一个人包括自己当作目的,而不能仅仅当作手段来对待。如果一个雇主仅仅把工人当作获取利润的工具,那他就是不道德的,因为他仅仅把人当作手段。如果他付给工人应得的工资,关心他们的福利和成长,那么,他就是在把工人当作手段的同时,又把他们当作目的,这是合乎道德的。反过来,工人也应该这样对待雇主。如果你一生只顾拼命的挣钱,那么你就是把积累财富当作目的,把自己的生命即脑力和体力当作挣钱的手段,这也是不道德的。

第三个原则:自主自律的原则,即"自己立法自己遵守"的原则(这里的"法"泛指一切行为规范,而不仅指法律规范),这个原则是前2个原则的综合。

第二个原则要求每一个有理性的人都要把他人和自己作为目的,于是共同组成了一个"目的王国",在这个"目的王国"中,由于每一个人都是理性的,都是有目的,而不仅仅是他人的手段,因此彼此之间是相互平等的,相互尊重的。所以,不能够把个人确立的规则(法)强加于他人。每个人都应该自主地确立自己的行为准则,并严格地、自觉地遵循,这就是自己立法,自己遵守,也就是自律。但自己立法,并不是随心所欲地确立自己的行为准则。自己立法要受第一个原则的约束,即当你为自己确立某一行为准则的时候,要考虑你所意欲遵循的行为准则(如"不劳而获"或"勤劳致富")是否能够成为普遍的行为准则,成为"目的王国"的每一个成员的行为准则。

以上3个原则是道德行为所引出的以善良为"目的王国"的每一个成员的

行为准则,是善良意志必须无条件遵循的原则。这3个原则可以在很多场合,合理地解释各种道德现象。例如,对于功利主义不能很好地说明的"张华救老农"的事例,义务论则可以令人信服地予以解释。在义务论看来,张华的行为是崇高的义举,因为它出于善良意志。"张华救老农"所遵循的见义勇为的道德规范,每个人都希望它普遍转化为全社会的行为准则,这符合康德的第一原则。"张华救老农"是把老农的获救作为自己的目的,这符合康德的第二原则。而张华的行为不是被迫的,而是自愿、自主、自决的,因而符合康德的第三原则即意志自律原则。

但是,义务论也有难以克服的缺陷,最主要的是当个人处在究竟选择何种行为规范时,义务论不能提供任何帮助。法国哲学家萨特在其《存在主义是一种人道主义》一文中说了这样一件事:第二次世界大战期间,有一位法国青年想上战场打击法西斯,但他的母亲生病在床,需要他照顾,是上战场尽忠(规范A)还是留在家里尽孝(规范B)?这位青年陷入了道德选择的困境。这个困境若由义务论来解决,它是提不出合理的建议的。"尽忠"是一个可以且应该普遍化的规范,这个规范把忠于人民作为目的,而且尽忠者都是自愿自主的;而尽孝也是一个可以且应该普遍化的规范,它把孝敬长辈作为目的,而且尽孝者也是自觉自愿的。也就是说,尽忠和尽孝这2个规范都符合康德提出的3个基本原则。在这样的忠孝不能两全的情况下,这个法国青年该如何选择?对此,义务论束手无策。而功利主义则游刃有余,它提出,忠于人民和孝敬单个长辈相比,前者造福面更宽,所以应该舍小家,上战场,保卫祖国。正因为功利主义和义务论各有长短,所以在伦理学界平分秋色,长期共存,谁也不能独占鳌头。通过对功利主义和义务论的阐述,我们可以清晰地看到规范伦理学的特点:提出一系列道德规范,要求人们遵循这些规范,从而达到指导和调控人们行为的目的。

第二节 伦理的相对论和绝对论

在现实世界中,经常存在这样一种现象,某种行为在道德上被部分社会接受,却在其他社会被宣告有罪,包括杀婴、种族屠杀、一夫一妻制、种族歧视、性别歧视等。这样的道德判断差异不禁引发我们的思考:普遍性的道德原则存在吗?

一、伦理的相对论

伦理相对主义(ethical relativism)主张道德规范、道德原则,以及道德体系的现实运用总是不确定的、有限的、缺乏普遍性的,不存在普遍有效的和必不可少的道德价值;道德相对于特定的社会、民族或文化才是确定的和有效的。"相对"实质上意味着不存在超越一切文化和民族的价值标准。伦理相对论是一个主张"道德和文化标准是相对的"理论。也就是说,一个行为的对与错取决于此行为发生社会中的道德标准。相同的行为在一个社会中或许在道德上是正确的,却可能在另一个社会中是错误的。对伦理相对论者来说,没有普遍的道德标准,即可被任何民族、任何时代广泛适用的标准。唯一能够判断社会实践的道德标准,就是社会自己的标准。伦理相对论源自文化的相对论,社会学家和人类学家在研究中发现,不同文化条件下的人或者相同文化条件下的不同的人,对于特定事物的道德评价是千差万别的。因此可能出现的情况是,当任意两种文化或个体之间在对某一行为的道德评判上发生矛盾或差异时,两种观念可能都是正确的。也就是说,一种行为对于某个人或者某个社会是正确的;而同样的行为、同样的方式对于另一个人或者另一个社会却是错误的。

大多数的伦理学家拒绝伦理相对论的理论。他们主张(声明)尽管道德实践或许不同,但在这些实践下的主要深层道德原则是相同的。例如在某些社会里,子女在父母到达某个年龄之后杀了他们是常见的行为,它是源自一个信念,即人在身体仍活跃健壮时进入来世会比较好。尽管这样的行为会在我们的社会中被判罪,但我们也会基于深层道德原则——照顾父母的义务,认同这些社会的做法。如此,社会之间在主要的道德实践行为上有不同,却在原则上相同。

而在另一些情境中,同一个社会中的成员们,在道德实践上也会持有不同的观点。例如在美国,从动物实验到堕胎,都有许多不同的道德意见存在。当社会舆论缺乏一致的看法时,又有什么能构成正确的行为呢?

伦理相对论提醒人们,不同社会有不同的道德信念,而且我们的信念都深受文化的影响。它也鼓励我们去探究不同的深层信念,同时也挑战我们去检视自己所坚持的信念和价值。

二、伦理的绝对论

伦理绝对主义(ethical absolutism)是一种用绝对主义观点认识和解释道

德本质及其发展的伦理学理论。"绝对"一词意味着性质是完美无缺的、确定的、或不受限制、毫无例外的。伦理绝对论是与伦理相对论对立的一种理论,该理论认为存在着一套一成不变的、没有例外的道德规则,并以此去判断各种行为、政策和社会机构的道德与否。即便道德绝对论是一种错误的观念,但它与伦理的基本原则还是一致的,不同文化对这些原则的理解会有所不同。如果同时有不止一项伦理原则存在,就会出现2种或2种以上的原则互相冲突的现象。在这种情况下,就需要仔细判断哪一项原则具有优先地位。几乎每一个社会都会面临对个人权利的尊重(尊重人)与关注整个社会的利益(行善)相冲突的情况下,致使政府领导人和决策者有选择的困难。因为道德相对论认为伦理因时间、地点和情势不同而具有相对性。由此可见,不同的文化具有不同的准则和风俗,但是这并不表明任何存在的文化行为或民族行为都符合伦理。

道德绝对论存在于不同的流派。一些道德绝对论者认为道德的一般性原理是绝对的,但是将它应用到不同的环境时,某些低层次的具体标准存在差别;而一些极端的绝对论者则宣称:所有的道德标准,无论何时何地都是完全相同的。同时在两者之间还存在第3种看法,即道德原理与道德标准无论何时何地都是相同的,但是随时随地都可能出现例外情况。

三、道德多元论

由于社会的多样性和混合性,世界各国甚至是同一国家的各个方面都存在着多元化的特点,这其中不仅包括文化,也包括道德范畴。道德多元论可以划分为4个层次:激进的道德多元论、道德原理多元论、道德实践多元论,以及自我实现多元论。激进的道德多元论者认为,人们在对道德的看法上存在不可调和的分歧,包括对正确和错误的理解,以及对正确行为和错误行为的评价等。然而,如果人们的道德观念截然不同,那么就不可能构成统一的社会,因为社会存在的基础是群体对特定的基础性原则和理念的共同认同。由于道德与社会在一定程度上是共生的,因此一个社会的道德必须为社会成员共同承认,而不是各种对立信条的多元化混合体。

简而言之,道德原理多元论是指对同一种行为的道德判断可能采用不同的价值标准。一个社会的道德原理可能是多元的,社会的道德原理多元化并不意味着社会必然是一个混乱的混合体。人们用以评价道德现象的基本原理可能会存在差异,但很多时候在具体的结果上是殊途同归的。例如,社会成员中的大多数人都认为杀害他人的行为是错误的,然而在得出这种行为之所以是错误的理念的过程中,观点是存在差异的。一些人从道德的长期经验,也就是习惯道德的角度出发,他们不会去探究为什么要做出这样的评价,而只是遵从习惯;另一些人认为,杀人这种行为之所以是错误的、违背伦理道德的,主要是它违背了上帝的意愿;还有的评判依据是这种行为侵犯了人的尊严;有的人认为这种行为如果没有得到谴责就会危害整个社会。我们可以看到,每一种评判都包含了不同的道德原理。

道德实践的多元论可能源自道德原理的差异,也可能出自人们对事实或者事实感知的差异。我们知道,即使社会成员对道德的基本原理有共识,但是这些共识无法保证对所有的道德行为进行界定,特别是随着经济和科技的发展,其中必然会出现一些前所未遇的行为,这样更是无法借鉴原有的道德习惯进行评判。正因为如此,人们在处理诸如此类问题时,只有凭自己的感知行事,或者从自己的"道德良心"角度出发,指导自己的行为。在现实生活中,人们对道德实践多元论有不同的看法,有人认为它会对社会的稳定造成巨大的威胁;而另一些人则认为它是保证社会活力的必要手段。

第三节　管理伦理的一般原则

管理的一般伦理原则反映的是人性和社会最基本的伦理要求与管理活动的特殊要求的统一,也是贯穿全部管理活动最一般和最基本的伦理要求,具有普遍的指导意义。管理伦理的一般原则包含公正原则、平等原则、人道原则、效率原则和民主原则5个方面。

一、公正原则

公正和正义是人类社会具有永恒价值的基本理念和基本行为准则。作为一种与社会制度相联系的理念,公正成为规范社会成员之间权利与义务、资源和利益在成员中分配的分析基础。它体现了人类自身的利益、自身存在与发展的普通要求。人类活动的最终目的就是追求人类自身的利益、自身的存在和发展,公正原则理所当然地成为管理中所遵循的价值标准之一。

在伦理学史上,有不同的价值观和价值标准,就有完全不同的公正原则。从管理哲学和管理伦理学的角度来看,通常可以把公正表述为人、社会和组织相互关系的合理状态,它反映的是个人和组织在社会中的地位和利益关系,这种关系表现为:在人的身上,公正反映的是权利和义务的关系,是权利和义务的统一。每个人都有独立平等的人格尊严,既享有正当权利的自由,也有平等待人、尊重他人的义务。在人和社会的关系上,公正反映的是整个社会成员对社会利益分配和社会秩序安排的要求,包括基本的权利和分配的尺度。可以说,公正原则2个方面的内容在管理伦理中都是不可或缺的。

在管理中要坚持公正原则,首先就是要坚持人身权利与义务的统一;不但要承认个人权利的合法性和合理性,还要在承认个人合法利益的同时,坚持个人承担的社会道德义务,坚持个人对自己、对组织和对社会的职责、使命和义务。其次坚持公正原则还要建立合理公平的利益分配机制。义务和权利两者之间是对等的,社会成员在承担了一定的社会义务的同时,通常会得到一定的报偿。因此,坚持公正原则,在社会分配上就是要体现"惠顾最少数最不利者"的"最起码的"利益。再次,坚持公正的原则要体现公益原则,公益是管理公正的前提和条件,要保证伦理上的公正就必须使公共利益不受侵犯。公共利益包含了每个社会成员的利益,但是它不专属于任何人,而是公众的和大家的。

二、平等原则

平等原则是一项与公正原则既有区别又相互联系的伦理原则,其基本的含义是"同样情况下应当同样地对待"。

1. **基本权利平等**　所谓基本权利即人权,是人类生存和发展最为基本的、最低的、最起码的权利。从现代人权的角度来看,个人拥有的权利十分广泛,包括自由选择工作以谋生的权利、享有社会保障的权利、免于饥饿的权利、参加文化活动的权利、享有公正和良好的工作条件等。

2. **自由权利平等**　自由权利平等认为,人生而平等,社会应以人格平等为前提,尊重和保护个体之间的差异。自由应该以理性为准则,自由的平等原则以不妨碍他人的自由权利为度,它逻辑中包含的自由权利平等是以对公众利益的关心、维护为前提的。因此任何人行使自由权利时,不应当损害组织、公众和社会的利益。

3. **机会平等**　机会是指社会成员和个人发展的可能性空间。它包含2个层面的含义:①共享机会:即每个社会成员都应有大致相同的基本发展机会;②差别机会:即社会成员之间发展机会不可能是完全平等的,存在不同程度的差别。

4. 分配平等　在社会财富等资源形成的过程中,每个成员投入劳动的质量和数量是不可能相同的,因而对于社会的具体贡献是有差别的。根据成员的贡献进行有差别分配,一方面体现了平等原则;另一方面也充分体现了个人对于社会各自不同的贡献。按照贡献进行分配,把个人贡献与个人利益紧密联系,有利于调动社会成员的积极性,激发社会活力。

5. 互利平等　社会成员在享受权利的同时,必然要承担一定的责任,尽一定的义务。社会成员有责任对分配过程中出现的差距进行互利帮助,以促进整个社会的发展。

三、人道原则

管理在本质上是对人的管理,管理活动的特性决定了人道原则在管理活动中的地位,它作为一项伦理准则,包括以下内容。

1. 肯定人的价值　将人视为一切管理活动的最高目的。人道原则认为,衡量一个社会、制度、管理、文化的优劣和进步与否的尺度是人及其利益,这表明人类任何组织的管理活动都应以造福人类为宗旨。

2. 管理的目标是"为了人而管理"　人道原则不仅把管理活动看成一种经济活动,同时还认为它是一种人文活动。作为一种人文活动,要使人们认同管理,在管理中感受到愉悦,是组织和社会发展的需要,同时也是自我发展的需要。

3. 树立"以人为本"的管理理念　企业管理的目的是关于物的目标和关于人的目标的二重系统,关于物的目标体现为追求效益的最大化;而关于人的目标是指管理以人的全面发展为目标。

四、效率原则

效率既是一个经济学的概念,也是一个伦理学的概念,指的是资源的有效利用与有效配置。人类的管理活动过程就是追求高效率、避免低效率、防止无效率的过程。关于"效率"和"公平"究竟哪个应该居于优先地位一直存在2种主张。

1. 主张公平优先　理由有3点:①机会均等应看作是一种神圣不可侵犯的权利;②把机会均等放在优先地位,也就是把公平放在优先地位;③把公平放在优先地位,就是反对机会不平等。

2. 主张效率优先　理由有3点:①将效率放在优先地位,即把自由参与权放在优先地位,自由参与权是一种天赋人权;②在市场竞争中,将效率置于优先地位,即把个人努力置于首位;③提高参与者的投入和贡献,效率来自生产要素供给者个别的主动性、积极性的发挥。现代社会发展的基本模式首先是经济增长,这一目标模式决定了社会发展策略一般都是"效率优先,兼顾公平"。

五、民主原则

我们可以从以下层面分析民主原则对管理活动的意义。

1. 从观念层面上　民主的原动力来自作为活动主体的人要求主宰自己命运的愿望,民主的理想就是要实现人类社会本身和人本身的自我管理,它构成了民主原则的主要内涵。民主原则对于管理的意义在于:①民主原则蕴涵着管理的合理主义;②民主原则不仅为管理活动提供了难得的精神动力,更为重要的是注入了人文关怀。

2. 在制度层面上　民主为人人参与管理活动提供了激励和环境保障,赋予人们自主选择与活动的权利,肯定了人们追求正当权利的合法性,通过"人人参与管理"的方式,为充分调动员工的积极性和主动性提供了制度保障。

3. 在道德层面上　由于民主的本质是如何看待人,这实质上就是一个伦理问题和善恶问题。民主的伦理价值意义在于使人"成为一个人,并尊重他人为人",在个人层面上,民主原则使个人有独立地处理自己事务的权利。

4. 在社会层面上　肯定了社会成员参与组织和社会管理的权利,即管理参与权。

5. 从方法层面上　民主作为一种管理认识方法和一种制度安排,对于推动管理理论的进步具有不可替代的作用,它不仅有利于管理科学的繁荣,还有利于整个社会的文明进步。

在以上5个原则中,公正原则、平等原则、人道原则决定了管理活动的基本方向,他们作为管理的本质的、灵魂方面的价值规定,主要是关于人的认识与人的关系处理的原则,对于效率原则和民主原则有着基本的规定意义和向导意义。而效率原则主要是关于人与物、人与人、物与物的过程和结果的管理功能追求原则。民主原则可以看成是公正原则、平等原则和人道原则的具体展开,以及这些原则得以在管理活动中实施的有效保证。

（杜　萍）

第三章 医院管理伦理概论

医院管理是随着医院的出现而产生的一种组织行为,是为了实现医院的组织目标而进行的一系列活动。它是按照医院工作和发展的客观规律,运用现代管理理论和方法,对医院的人、财、物、时间、信息等资源进行计划、组织、协调、控制,以充分发挥整体运行功能,达到资源配置最优化及最佳综合效益的管理活动过程。加强医院管理伦理的研究,有利于医院应对新形势下的多种挑战,有利于规范管理者与被管理者的行为,提高医院的信誉度,有利于医院的生存与发展。

第一节 医院管理概述

从历史上看,医院的发展经历了4个阶段:一是作为宗教活动的中心;二是作为贫民医院;三是作为临终者之家;四是作为医学技术中心。在这一系列的发展过程中,医院的角色发生了重大变化。现代的医院是指依照法定程序设立的从事疾病诊断、治疗、预防和保健,以及医学科研与教育等活动的医疗卫生机构。医院按服务类型可分为综合性医院、中医医院、中西医结合医院、民族医院、各类专科医院和护理院等。从经济上分为营利性医院和非营利性医院。无论医院类型如何,规模多大,都是以医疗工作为中心。

一、医院管理

(一)医院管理的概念

医院管理是卫生事业管理的重要组成部分。医院管理是指根据医院的环境和特点,运用现代管理理论和方法,通过计划、组织、控制、激励和领导等活动,使医院的人力、物力、财力、信息、时间等资源得到有效配置,以期更好地实现医院整体目标的过程。医院管理活动的目的是要在有限的医疗卫生资源条件下,充分实现医院的最佳社会效益和经济效益,发挥医院的整体效能并创造出最大的健康效益。医院管理的主要任务是认真贯彻执行国家的卫生方针政策,增进医院发展活力,充分调动医院及医务人员的积极性,不断提高医院服务质量和效率,更好地为人民健康服务,为构建社会主义和谐社会服务。

(二)医院管理的内容

医院管理的内容是一个系统工程,管理要素包括人、财、物、信息等,涉及行政、临床、医技、后勤等部门。医院管理主要有行政管理、业务管理和经济管理。行政管理包括政治思想、人事组织、生活物资的管理。业务管理包括医疗技术、医疗质量和医疗技术培训、医疗科研的管理。经济管理主要是进行经济核算。医院管理的作用主要有:保证卫生资源的合理配置与使用;协调医院内外关系;执行上级和本院管理层做出的决议、决定及规章制度,保证医院各项工作顺利进行;维护患者的正当利益,提高医疗质量;发展医学科学,促进群众健康。

(三)医院管理的特点

1. **客观性** 马克思主义认为,规律是事物、现象或过程之间的必然关系。规律具有本质性的内部联系,也是现象间的必然关系,是现象中普遍存在的东西。管理作为一门科学,存在不以人们意志为转移的客观规律。医院管理者的责任就是要正确认识并把握医院管理的客观规律,运用科学的管理方法,使医院运行良好并实现其发展目标。切忌脱离客观实际、主观随意。

2. **发展性** 一切客观事物都在不断运动、发展、变化之中,因此医院管理必须与不断发展变化的客观实际相适应。医院管理的对象是发展、运动着的,随着新情况、新问题不断出现,发展观点强调管理上的动态性、灵活性和创造性。要始终坚持发展的观点,改革创新,切不可满足于现状,墨守成规,停滞不前,思想僵化。

3. **系统性** 所谓系统,一般是指由相互作用和相互依赖的若干组成部分相结合而成为具有特定功能的有机整体,任何系统都不是孤立的,它总是处在各个层次的系统之中,它在内部和外部都要进行物质、能量、信息的交换。所谓系统的观点,就是把所研究的事物看作一个系统。医院正是这样一个系统,因此研究医院管理必须坚持将医院作为一个整体系统加以研究。医院作为一个系统,由人员、设备、物资、经费、信息等要素组成,并按功能划分为若干子系统及更小的子系统,形成层次结构。

4. 人本性　人是一个系统中最主要、最活跃的要素,也是一切活动最重要的资源。重视人的因素,调动人的积极性,已成为现代管理的一个重要观点。传统管理以管理事务为主体,现代管理则发展到以人为主体的管理,即只有充分调动人的积极性、主动性、创造性,才能实现管理的目标。在医院系统中,服务提供者是医院员工,服务对象是病患,这就要求在医院管理中既要充分调动医院员工的积极性、主动性和创造性,又要切实尊重患者,服务患者,真正做到"以人为本"。

5. 特殊性　医疗行业作为一个健康提供行业,有其显著的特点。医院是一个劳动、知识和资金均密集型的团体,对生产诸要素中劳动力素质的依赖更为明显;医疗服务具有明确的区域性、连续性、协调性和可及性等特点,且调节供需矛盾的方法少、效果差、难度大和周期长,医疗服务的产出直接依赖消费者的协作,医疗服务消费者严重依赖提供者。由于医疗服务的需求弹性较小,医疗服务的价格和服务的效用、意愿之间的关系并不紧密。医院提供的服务是直接面对消费者的即时性供给,具有明显的不确定性、专业性、垄断性和不可替代性,同时责任重大,客观上要求无误和完整,还有部分福利性的特点。医疗服务的需求者具有明确的目的性,即以较少的花费治愈疾病,但其寻求服务的过程是盲目的、被动的和不确定的。同时,医疗服务要求公益性和公平性,往往表现为第三方付费。

第二节　医院管理伦理的内涵

医院管理伦理是以医院管理中的道德现象作为研究对象,从理论上揭示道德、论证道德及解释道德现象,研究医院管理与伦理如何结合、其结合何以可能的学问。医院管理伦理的任务是协调医院内部与外部,员工之间的利益关系,扬善抑恶,回答医院管理中"应当"怎样,以及违背"应当"的后果。医院管理伦理通过对管理中的"应当"的深层次研究,实施医院管理伦理教育,使道德规范内化为每位管理者和被管理者的行为,转化为医院管理者与被管理者自觉的规范化服务行为,自觉地按"应当"办事,不做违背"应当"的事,使医院提供的服务符合道德规范。相对道德的"应当"而言,道德规范具有外环境的强制性,因为道德主要靠理想信念、社会舆论、传统习俗、组织的监督评价等途径实现。医院管理伦理研究的目的是从理论上讲清楚"应当"与"不应当",引导医院管理者与被管理者自觉地调整不规范的行为,使之符合"应当",更具有自我约束性。

一、医院管理与伦理结合的原由

(一)医院管理与伦理结合的必要性

医院管理是一个复杂的系统工程,这个系统工程是围绕人展开的活动呈现的。医院管理者与被管理者都是人,在管理过程中,"应当的"行为受到肯定和保护,但因价值观念不同,难免会出现一些"不应当"的行为——损害被服务对象的行为。医院管理和伦理结合的目的,就是对管理者与被管理者的服务行为做出伦理评价,使管理活动更加符合社会行为规范与价值取向。

(二)医院管理与伦理结合的可能性

医院管理与伦理的指向性是一致的。就医院管理活动而言,最重要的任务之一是对管理对象的利益关系进行有效的协调,调动其聪明才智,发挥其积极性,将医院各方面的工作做好,满足社会需求。伦理的任务是对社会成员,当然也包括对医院的每一位员工的行为进行评判,评价其行为中的"应当"与"不应当",从而让员工的行为更加符合社会规范。管理与伦理的原则体现在人性和社会的最基本的伦理要求中。

二、医院管理的伦理意义

管理的本质在于通过对具体系统的人、财、物和信息等要素进行计划、指挥、组织、控制和协调,以实现资源的最佳配置和系统的最大功能。医院管理是遵照医院工作的客观规律,运用现代科学管理理论和方法,对医院系统内的各相关要素进行计划、指挥、组织、控制和协调,以保证完成医院的各项工作任务。

我国的医院是以救死扶伤、防病治病、保障人民群众健康为宗旨的社会公益性事业单位。在医疗实践中,不可避免地会涉及医生之间、医患之间、医学与社会之间错综复杂的伦理关系,同时还要面对经济效益与社会效益、现实利益与长远利益的冲突,甚至产生是坚持还是背离医学宗旨的尖锐矛盾,从而使医院管理工作显示出深刻的伦理意义。

医院管理伦理研究医院管理活动中的道德现象。它依据医学伦理原则,分析、指导医院管理的思想和行为,保证医院管理的目标、内容、手段和方法符合医学道德要求。它是管理学与医学伦理学的融合。医院管理伦理的内容渗透在医院管理的各个方面,如医院的政策制定、人事与人际关系管理、医疗质量管理、行政与经济管理、社会保健事业管理等。医院管理的伦理意义体现在4个方面。

（一）医院管理的目标体现了医疗工作的伦理性质

医院管理的根本目标是实现医疗工作的宗旨，即维护和保障人民群众的身心健康。医院的一切工作，包括政策的制定、机构设置、人事安排、资金投入、医疗技术应用与开发等，都应该服从这一目标。管理的意义在于实现资源的最佳配置和功效的最大化。不同的管理目标决定了"最佳配置"和"最大功效"的不同标准。"管理就是决策"，在医院管理的决策中，影响决策方向的根本因素是管理者对医院管理目标伦理性质的把握，只有明确医院管理目标的伦理方向，才能确保医院管理决策的正确性和有效性。正确把握医院管理目标的伦理方向是保障医院管理决策正确的基本前提。

（二）帮助建立协调、有序、相互信任的医疗人际关系

医疗人际关系包括围绕医疗发生的各种医生之间、医患之间的复杂关系，医疗工作的主体是医院中的医务人员。医学的发展使医学分工日益细化，医务人员的分工协作成为医疗服务的基本形式，各医疗岗位、不同人员、不同职责之间的相互关系，直接影响医疗服务工作的质量。协调医务人员之间的关系是医院管理的重要任务之一。医疗服务的对象是具有不同个性、不同要求和特点的患者、家属及各类群体，为他们提供完善的医疗服务是医院管理最主要和最直接的任务，而管理患者及其家属，调整医院、医护人员与患者的关系也构成了医院管理中最现实、最具体，也是最复杂的伦理内容，只有通过建立在正确伦理原则基础上的一系列道德规范的标准，进而形成被人们广泛接受的伦理观念，才能从根本上解决医疗人际关系的矛盾。调整医疗人际关系是医院管理中不可缺失的重要伦理内容。

（三）最大限度地调动和发挥人的积极性与主动性

医院管理的对象无外乎人和物两大方面，这是性质不同的两种客体。物可以完全被动地服从管理，只要应用科学和理性的手段就可以实现功效的最大化；而人则不同，人是有思想、有感情、有个性的活生生的经济人、社会人、道德人的综合体。在接受管理的过程中，人会产生各种各样的思想、情感等人文因素，这些因素很难用纯科学的、理性化、数量化的手段加以测定和计算。特别是在医疗这个高技术领域中，医务人员的劳动在很大程度上是知识形态的脑力劳动，其劳动能力、水平、效率等指标很难被确切地量化，更多地取决于人的主观自觉性，取决于劳动者的价值观、信念和自身的品德修养。因此在医院

管理中,只有强化对人的道德教育,提升医务人员的道德水准,最大限度地调动人的积极性、主动性和创造性,才能提高人的工作效率,从而充分发挥现代医疗技术和设备的作用,提高物的效率,真正体现管理的效能。这是提高医疗工作效率和效果的根本途径,是其他任何管理手段所不能替代的伦理学特有的管理功能。

（四）保证利益的公平分配

医疗工作涉及患者、社会、医务人员等众多主体错综复杂的利益矛盾,包括患者的生命利益、健康利益、经济利益及精神利益,医务人员的尊严、劳动价值,以及正当的物质利益、社会的整体利益与人类的长远利益等。建立公正的利益分配原则,协调各方的利益关系,保护其正当利益,维护系统内部和系统之间的稳定与和谐,既是医院管理的基本任务和有效手段,也是医院管理的伦理要求和责任。

综上所述,医院管理的目标、内容、方法和手段都具有深刻的伦理意义,伦理学不仅规定了医院管理的方向性,确保了医院管理决策的正确性,而且其本身就表现出特有的管理功能。纵观管理理论的发展,从经验管理到科学管理,再到现代管理理论,其实质就在于对人的价值、人的利益及人的自由发展不断增强和提高的认识与重视程度,对人的关注水平构成了管理理论进步和发展的标志。换言之,管理理论中不断扩展和深化的伦理内涵推动了管理科学的进步,医院管理的现代化也将以其对伦理性内涵的充实和拓展作为自己的标识。置身于现代社会中,强化医院管理的伦理内涵是时代进步的需要,也是医疗卫生事业改革发展的需要。

第三节　医院管理伦理的实践作用

医院管理伦理在实践中以医院管理者为核心对象,涉及医院内部各相关要素,重点研究管理过程中各相关要素之间的道德关系,特别是研究与医院有关的人际道德关系。医院管理伦理对于现代医院开展有序、高效的管理具有十分重要的作用。

一、在医院管理中起导向作用

医院管理伦理是医院管理者在实践中概括和总结出来的行为准则和规

范,其实质是对医院管理人员在管理过程中应承担的义务、责任和使命做出严格而具体的表述,它已成为医院管理人员调整道德关系的准则,是医院不断向前发展的深层动力。在医院管理过程中,不可避免地会遇到来自各方面的利益冲突,这时,医院管理者应遵循医院管理的规定要求做出适宜行为,而这种行为离不开伦理的指导。可以说,医院每一项具体的管理制度、措施都体现了医院管理者的伦理追求。它时时刻刻都体现着医院管理者崇尚什么,禁止和反对什么。如现代医院要求"以人为本",于是相应地出现了"医院政务公开""招标采购""提供日费用清单"等管理制度。医院提倡"以服务对象为中心",就出现了"家庭病床服务""上门体检服务""免费接送患者"等便民措施。医院提倡"质量与效益统一",医院管理也随之要求在保证医疗质量的同时,注重控制医疗成本,杜绝大处方,提倡节约。这些都体现了医院管理伦理的价值导向作用。所以,医院的管理伦理具有十分鲜明的价值导向作用。

二、在医院管理中起凝聚作用

任何有效的管理都表现为人们主动地为所属组织的发展进步努力工作。对医院的发展,管理者的作用是重要的,但更离不开全体员工的积极参与和努力工作。在医院管理者与被管理者的利益共同体中,由医院管理者在管理活动中所倡导和培育,医院全体成员认同和完善的创业意识、主人翁意识、进取精神及集体观念等,构成了医院群体的共同价值体系。其成为一种强有力的黏结剂,可以把医院全体成员的力量凝聚成合力,使得医院员工朝着一个共同的目标奋力前行、辛勤工作。这种内部凝聚力对医院管理规章制度、服务措施的落实有着不可估量的作用,也是行政手段所不能做到的。如现在国家实施的"医院管理年活动",因它提倡向患者提供"优质""价廉"的医疗服务,提倡"以人为本""以服务对象为中心"的医院管理伦理理念,受到了广大人民群众与医院的欢迎。医院在组织实施"医院管理年活动"中,医院管理者与员工一起,群策群力,协力进步,既提高了医院的管理与服务水平,也显著增强了医院员工的内部凝聚力。可以说,医院管理伦理的要求,必然促使医院管理者千方百计、想方设法调动全体员工的工作积极性,把大家的思想、力量凝聚在一起,为促进医院的更大发展而奋斗。

三、对医院管理者具有协调作用

道德调节人们的关系和活动,并不诉诸国家机器和惩罚手段,而主要通过舆论褒贬、沟通疏导、教育感化等方式,尤其注重唤起人们的羞耻心,培养人们的道义责任感和善恶判断能力,因而不带有国家强制的性质。医院管理系统中,人们之间的分工协作关系在总体上表现为实现医院管理目标,在个体上则表现为利益的共同追求,是每个人为实现自身利益而与他人结成的利益共同体。医院管理伦理可以使这种利益追求升华为一种有道德的人际关系。通过医院管理伦理的原则、规范来协调医院管理者与被管理者之间、管理者之间、被管理者之间及医院与社区之间的关系,使各种相互关系都围绕着促进人类健康协调发展,促进医院管理系统中的各项工作任务有条不紊地进行。在医院管理活动中,难免出现各种矛盾,有医院内部职工矛盾、管理者之间的矛盾、医患矛盾,也有医院自身利益与政府为实现其职能的政策要求之间的矛盾。这些矛盾的解决离不开医院管理伦理原则的指导与协调。只有理解了医院的本质与医院管理伦理的本质,才能立足大局,舍小求大,协调好各方面的关系,实现医院的协调与发展。

四、有助于医院管理者的自我完善

从一般意义上来讲,任何专业人才都应该具备各自的职业精神和职业道德。一位合格的医院管理者必须是德才兼备的人。医院管理者总是与一定的管理职权相对应,这个管理职权就表现为对人、财、物、信息的支配权,医院管理者的道德素质和水平直接影响和决定着这种支配权的行使。医院管理者和被管理者都是道德主体,但就其在医院管理中产生的伦理作用和影响而言,管理者的行为显然作用要大得多。医院管理者注重强化自身道德修养、提高精神境界,摒弃不良做法,磨砺自己的道德品质,有助于在管理中实施高尚的行为,养成良好的职业精神和道德习惯,并自觉形成按照管理信念合适选择自己行为的能力,加速医院管理者的自我完善。

五、促进医院管理系统中人际关系的道德化

医院是个人为实现自己的利益而与他人结成的利益共同体。医院管理伦理可以使个人利益追求升华为一种有道德的人际关系,因为当医院管理者形成稳固的职业道德品质和职业道德习惯时,他对医院管理过程中的人际道德关系的认识就会深刻得多,全面得多,他对自己行为的选择就有了很大的自主权,就能够用自己的行为促进人际关系的道德化,增强道德因素在医院管理中的作用,公平公正地对待医院员工,尊重员工的人格和权利,对员工负责,增强

员工对医院的归属感和责任感,调动他们的工作积极性,形成互利、互助、和睦共处的亲密和谐关系,从而使医院管理系统中的各项工作能够持续稳定地进行。

第四节 医院管理伦理的现况与完善对策

当前,部分医院管理模式中伦理缺失现象严重,从管理的思想到方式,甚至目的均有所体现,致使管理者在医院管理问题上产生了矛盾甚至错误。这种伦理缺失现象既有历史背景的原因,也有运行机制和管理人员思想的问题。正确认识医院管理伦理缺失现状并认真分析未来发展趋势,探索合适的解决机制才有可能使医院在医疗体制改革潮流中立稳脚跟。

一、当前医院管理伦理面临的问题及挑战

(一)管理者伦理观念与伦理思想发展的差距

随着科学技术的迅速发展,社会经济活动空前活跃。市场需求的千变万化,社会关系日益复杂,医疗卫生改革的深入,使医院管理者面对的新情况、新问题逐渐增多,这些日益纷繁复杂的局面,需要先进的伦理道德作为指导。先进的医院管理伦理思想能够为管理的变革做足准备,论证管理改革的合理性、科学性,批判不合时宜的观念,从思想理论上阐明改革的重要意义,澄清人们的模糊认识。但是,有些医院管理者的观念还停留在传统医学模式上,对医学伦理思想的了解只有美德论、生命神圣论、义务论,而对公益论、生命价值论、生命质量论知之甚少。这样的伦理观念已不适应生物-心理-社会医学模式,不适应新时代医疗卫生改革和发展的需要。因此,医院管理必须紧密结合医学模式的转变和医院改革经营实践来进行调整。

(二)经济效益与社会效益难以协调的冲突

医疗卫生事业属于"实行一定福利政策的社会公益性事业"范畴。医疗服务不同于一般商业服务的特殊性,决定了医院必须坚持满足公众健康需求、维护公众健康,全心全意为人民服务的宗旨。但在市场经济的条件下,我国政府、社会、个人多渠道发展医疗的局面尚未完全形成,作为相对独立的经营单位,靠政府支持的医院较多,财力难以支撑,在政府投入不到位的情况下,绝大多数医院要自负盈亏,在经营上不可避免地具有趋利性和盈利性的一面。医

疗市场的存在使得医院必须通过各种手段来增加收入,谋求生存发展。在这样的背景下,部分科室和医生为了追逐创收指标,将救死扶伤的医术变成了待价而沽的商品,对患者的诊断和治疗不可避免地会考虑经济指标的绩效利益,充分利用医生在诊断和治疗中的主导地位,使用手中的处方权,导致过度医疗和高消费医疗的现状。这就使得医生和患者这一对共同面对疾病的利益体因为金钱出现了裂痕,同时,也引发了医生价值取向上逐利和伦理取向上求善之间深层次的矛盾。医疗作为公益性事业,需要肩负起国民健康的责任,医生在医疗过程中的劳动不能简单地商品化,不能将商品交换的原则简单运用于医疗活动之中。医院要生存和发展,既不能只顾自身利益而抛开社会效益,也不能只求社会效益而放弃自身利益。没有自身利益,医院就失去了生存和发展的物质基础,就不可能提供有效的医疗服务,社会效益就成为无源之水。医院如果一味追求自身利益的最大化,就会加重患者的负担,造成社会公众的不满,将会因丧失社会效益而陷入经济困境。如何正确处理经济效益和社会效益的矛盾,是医院管理伦理中一个突出的问题。

(三)医院管理伦理缺失造成的医患矛盾

现行医学教育中人文教育的缺失造成医疗人员在医疗实践中普遍缺乏人文精神,对患者缺乏同情和关怀,常常表现为语言生硬、情感冷漠等。同时,随着现代医学科学技术的迅猛发展,先进的诊疗设备使得医学检查逐渐精准正确,但一些医学工作者过分依赖物理手段,仅以生物医学观点来认识疾病和治疗疾病,缺乏医学伦理学和医学心理学知识,只重视各种仪器、实验室检查及躯体检查所得到的诊断结果,单纯应用药物或手术疗法,只是把患者当成物化机体来审视扫描,忽略患者的情感和心理需要,不愿与患者接触和交流,把患者置于被动接受治疗的位置。而患者要求在医疗过程中实现个人自主医疗的权利,这就与构建平等医患关系、自主选择诊疗方案形成对立,从而产生了医患矛盾甚至纠纷。这些矛盾引起了患者及其家属的焦虑、不满,也造成了医务人员的工作压力和紧张心理,影响了医患关系的正常发展和医疗工作的顺利开展,进而给医院管理工作带来困难。

二、加强医院管理伦理的着力点

(一)坚持"以人为本"的管理理念

管理的一切活动都是为了人,以满足人的需要为根本目的。因此,管理要坚持"以人为本"。把人作为工作的出发点和落脚点,这里的人包括 2 个方面因素。

1. 患者　医疗活动的根本目的在于治病救人,患者是工作的重心。患者到医院的目的就是希望得到廉价优质的服务。一方面是医疗技术的服务,即医务工作者以技术设备和医学知识诊断疾病,治愈病症。另一方面是非技术性服务,即医务工作者是否在医疗过程中关怀、同情患者,工作流程是否尊重患者权利,医院的环境、条件是否安静、卫生等,由此带给患者的心理感受是否满意。医术乃仁术,医务人员不仅要用技术手段治愈疾病,更要从人文的角度施以仁爱之心,关爱患者。

2. 员工　每个人有固有的全面实现自身目标并形成新目标的内在动力,人生活和工作的价值及意义在于不断形成和实现这些目标,从而促进自我的全面发展。管理者应关注每一名员工的发展目标,并帮助他们实现全面发展。

（二）培养全体医务人员的伦理素养

良好的医德和医学人文精神是医学伦理学的核心,也是医院管理的职能和医学发展的保障,更是医院发展前进的内生性资源。

首先,管理者要更新管理理念,坚持医疗服务的伦理原则,始终将医德建设放在医院管理的首要位置。管理者只有把伦理观念注入医院管理实践中,实现两者的有机结合,才能提高医疗质量,重构良好医疗秩序。

然后,管理者良好的道德素质是赢得感召力和吸引力的精神动力。管理者的道德人格应是"以医院为本",是国家、医院、患者与服务对象,以及职工利益兼顾的有机结合的人格化。管理者只有强化管理业务的学习,加强医学伦理理论的掌握,以知识提升个人内涵和修养,才能给全体职工做出表率,保证医院预期管理目标的实现。

最后,医院管理者要加强人文建设,培养医务人员良好的职业素质、道德情操。医学的目的是救治饱受疾病困扰、精神痛楚折磨的患者,医生除了具备过硬的医疗技术,还必须具备优秀的道德品质,时刻为患者着想,关爱、同情每一位患者。要定期引导医务人员分析新情况、新特点,讨论一些有广泛意义的医患纠纷案例,推广伦理诊疗方法。推行医疗服务监督制,将医德医风纳入量化考评,赏罚分明,既要有医院内部监督,同时也要有社会监督,全面加强医德建设。

（三）切实加强医院管理伦理机制建设

医院的性质和宗旨等决定了在医院管理中不仅需要规章制度的"硬"约束,更需要伦理的"软"约束。医院制度是医院管理的重要组成部分。一个医院有没有健全和完善的规章制度,往往是衡量其道德水平的标准之一,许多医德规范、医德原则都是通过一定规章制度得以贯彻的。可以说,管理伦理渗透于医院工作的全过程。规章制度是医院工作有序进行的保证,也是伦理原则的体现,是医学伦理学在医院管理中的渗透和结合。用制度来体现管理伦理原则,让管理伦理原则来指导医院管理制度的制定和实施,建立融伦理原则于一体、科学合理、切实可行的规章制度,规范人员、科室、部门的医疗行为,增强约束力和激励功能,加强对患者权益的保护,健全以岗位职责为重点的综合管理制度,是依法行医和以德治院相统一的要求和体现。

(四)注重发挥医院伦理委员会的作用

在医院改革和发展过程中,会面临各种各样的伦理学问题,如医院社会效益和经济效益的关系,医院、医务人员与患者权利和利益的冲突,医院人事、分配制度的调整等,都涉及伦理导向和选择。医院伦理委员会的建立和开展工作,既可以为这些重大问题的决策提供伦理咨询,为医院决策发挥政策研究与参谋作用,确保医院重大决策符合伦理原则,提高医院管理水平,又可以加强医院精神文明建设,指导医务人员对伦理难题进行正确的决策,进一步预防和减少医患之间、医务人员之间,以及医院与社会间的伦理矛盾、法律纠纷,有利于医院管理更加规范和健康发展。可以说,医院伦理委员会的建设,有力促进了医院的伦理化管理,以全新的角度加强和监督医德医风的建设,并以强大的生命力日益显示其在医院管理中无可替代的作用,为医院管理伦理化提供了有效保障。

(杜 萍)

第四章　医院管理伦理原则

医院管理伦理原则直接表达了医院管理者在管理过程中应承担的义务、责任和使命,体现了医院管理活动的最高道德要求。正确把握医院管理伦理基本原则,对于理解医院管理整体要求,树立科学的医院管理伦理观,具有十分重要的意义。

第一节　医院管理伦理原则的含义和依据

一、医院管理伦理原则的含义

医院管理伦理原则是贯彻并指导全部医院管理活动始终的最基本、最核心的伦理标准。伦理学的基本原则就是一定社会,或一定阶级对道德行为、各种道德现象提出的基本要求,是一定社会条件下道德关系的根本概括。管理伦理原则就是一般伦理学的原则在管理活动中的应用,它以管理过程中道德、伦理问题为研究对象,为各种道德伦理现象,问题的判断和解决提供理论支撑和价值导向。医院管理伦理原则是从医院管理实践产生的大量道德现象中总结、概括和提炼出来的,它直接表达了医院管理活动中的利益、义务、责任,集中反映了医院管理活动的特殊本质和客观规律,成为规范医院管理者行为的基本准则。医院管理活动的复杂性决定了医院管理伦理的广泛性。医院管理伦理原则是医院管理者观察和处理各种利益关系所遵循的根本价值取向和行为标准,是在医院管理过程中调节、指导和评价医院管理者行为的基本道德标准。

基于此,医院管理者要充分认清医院管理伦理在医疗卫生事业发展中的支撑作用,坚定方向,正确处理医院管理中各类群体的关系,最大限度地开发和利用卫生资源，创设医护人员和服务对象需要的精神物质条件，以取得理想的效率和效益，创造性劳动成果，不断满足人民日益增长的医疗保健服务要求，并以为社会、为人民提供优质医疗服务为最高价值取向。

二、确立医院管理伦理原则的客观依据

医院管理伦理原则是对医院管理实践中各种道德现象和道德关系的追问与协调。要科学地概括和解释医院管理伦理原则，就必须弄清楚确立医院管理伦理原则的基本依据。一般说来，医院管理伦理原则的客观依据有如下几个方面。

（一）必须反映当代社会经济关系和阶级关系的根本要求

医院管理伦理是医院管理实践的产物，它必然受到所处时代社会经济利益关系和阶级关系的制约，必然是该时代社会和阶级伦理原则的具体体现。社会主义医疗卫生事业是社会主义事业的组成部分。我国现时医院所有制结构是以公有制为主体，多种所有制形式并存，并且这种所有制结构形式格局将在一定时期内长期存在，医院管理伦理原则必须反映这种经济关系的要求，并为其服务。由于医院管理伦理原则同管理活动密切相关，而管理活动的内容、方式、目标、性质又是由社会关系决定的。所以，医院管理伦理原则本质是对当代社会经济客观要求的集中反映。社会主义医院管理伦理原则既是社会主义医院管理活动的特殊要求和医院管理客观规律的反映，又必须体现社会主义道德的基本要求。

（二）必须反映医院的特殊使命和医学活动的特殊性

医院是诊断和治疗疾病的医疗机构，担负着治愈疾病、维护人类健康的神圣使命。"医乃仁术"，从医学产生之初，名医大家就将医学定义为"仁学"，将医术定位为"仁术"，因此"仁"是从医的道德规范。医院的使命要求医务工作者必须将患者生命和健康放在第一位，时时刻刻本着敬畏生命、尊重生命的原则做好一切医疗工作。从伦理学来看，医院的医疗工作既是神圣的，也是沉重的，医生只有将患者健康放在第一位，以无私奉献的精神、无限的责任心和爱心、精湛的医疗技术才能做好工作，成为"仁者"。医院管理伦理原则，是在医院管理的实践中概括和提炼出来的行为准则。医院的特殊使命决定了医院管理伦理原则必须要反映这种崇尚生命、仁爱、责任的精神。同时，医院又是一个极易产生伦理问题和伦理危机的场所。医务人员的每一起行为都牵扯着敏感的道德伦理神经。如医务人员的行为联系着患者的健康和生命，其行动方

式联系着患者的尊严和隐私,医务人员的态度反映出是否对患者给予关爱和尊重,医务人员的每一个行为都可以从伦理学的角度进行考量。基于此,在医院管理过程中,医务人员行为非常容易产生伦理问题,引发伦理危机。医院管理伦理原则的内容必须真实关注医院运行当中的伦理矛盾,以准则来化解和处理,明确哪些行为符合伦理,哪些行为不符合伦理,并以积极行为勇于承担责任,塑造良好行为模式。

(三)必须反映医院管理的职业要求。

作为一种职业伦理规范,医院管理伦理原则同医院管理者的管理实践有着极为密切的关系。医院管理者是医院伦理建设的责任人,是医院管理伦理原则的制定者,对医疗卫生事业的发展起着推动作用。医院管理伦理原则,是医院管理职业具体利益、义务、管理活动的内容、方式等各种因素的内生性伦理支撑,为医院管理这一人类特殊社会实践活动提供伦理指导。医院管理伦理原则必须反映医院管理规律,体现医院管理特点,概括医院管理的特殊要求,以区别于其他领域的伦理原则。医院管理伦理活动是一个复杂的过程,充满着对管理主体多方面、多层次的要求,其中必然有主导性的基本职业要求,以制约和规范管理者的行为。医院管理伦理原则就是这种基本要求的抽象和概括。

第二节 医院管理伦理原则

基于医院管理中面临的挑战和社会道德要求,医疗机构非常有必要在管理过程中遵循一定的伦理原则。就医院管理活动而言,最重要的任务之一就是对管理对象的利益关系进行有效的协调,调动其聪明才智,发挥其积极性,将医院各方面的工作按照符合伦理原则的要求做好,满足社会人类健康的需求。具体而言,医院管理伦理原则包含4个方面。

一、以人为本原则

(一)以人为本原则的含义

以人为本区别于以物为本、以制度或以管理者的意志为本,是指管理者在医院管理过程中,重视人的价值、维护人的尊严与权利,以调动人的积极性,做好人的工作为根本,即以"人"作为医院管理的根本,并通过加强人的伦理管理来保证和促进医院的生存和发展。知识经济时代要求将以人为本作为一种伦理道德标准，成为调节人与人之间关系的基本伦理原则。以人为本原则是社会主义伦理原则在现代医院管理领域中的具体化和职业化，是调整医院管理过程中各种人际道德关系的基本尺度。把以人为本概括为医院管理伦理原则，是社会文明、民主、进步的客观要求，也是医院管理职业活动的内在要求。在医院管理中，以人为本一方面要以医院员工为中心；另一方面要以患者为中心，最大限度地满足患者需求。

（二）提出以人为本原则的客观依据

1. 以人为本是社会全面发展的客观要求　社会全面发展已经成为当今世界各国发展的目标和潮流。近代社会生产和管理发展证明，某些发达国家过去一味追求经济发展，忽视人文教育，特别是人的发展，是造成社会畸形发展的重要因素。社会全面发展的核心是人的全面发展，相对于任何其他方面，人本身才是最高价值、最终目的。社会发展首先是指人的发展，人是发展的主体和动力，发展取决于人的素质和人的价值观。坚持以人为本的社会发展观，是社会主义的价值要求，体现着人的主体价值和历史发展的客观要求。管理科学发展进程中所经历的那种野蛮摧残人、掠夺人的血腥管理方式，终究被尊重人、关心人的新的管理理论所取代，这就是历史发展的必然结果。现在越来越多的管理者已将视野从重视资本、技术转向重视人，研究调动被管理者的内在积极性，把人的发展作为根本目标，为人的全面发展创造有利条件，是顺应历史发展潮流的明智之举。如果以牺牲人本身的人文价值和人赖以生存的社会和自然条件来换取所谓的"发展"，不仅不道德，也终究会被历史淘汰。

2. 以人为本是社会主义医院新型人际关系的反映　医院管理伦理要求医院管理工作始终将服务对象利益放在首位，医院管理者的道德责任在于创造条件实现这一目的。传统的医院管理侧重于对物、对事的评价和管理，而忽视对人的管理和对理论、制度的创新。管理发展史表明，在农业社会，土地、权力是社会发展的最关键因素，在工业社会，除了看重资本、金钱之外，也曾提出重视人的作用，却把人看作"经济人""社会人"。这些管理理论虽然有过客观积极的作用，但始终尚未摆脱资本主义社会人的雇佣与被雇佣的阶级本质。只有在社会主义条件下，医院职工真正当家作主，人与人之间的关系由雇佣关系变成互助合作的同志式关系。社会主义的先进制度为尊重人的价值、尊严和人格，实行以人为本的医院管理创造了政治基础。在知识经济时代，人及其知识、能力和道德素质真正成为全社会的第一资本，货币资本这一核心要素将让位于知识资本要素。随着社会的发展,人在社会历史中的主体地位和作用越来越突出,具有高知识水平和高尚道德的人,会受到社会的崇尚和医院管理者的器重,这将是时代发展的必然结果,这为确立以人为本的医院管理伦理原则奠定了经济基础。医院管理者重视人的因素,贯彻以人为本的管理伦理原则,为被管理者提供更多的发展空间,是医院管理伦理与时代要求的有机统一,也是医院生存发展的客观需要。

3. 以人为本是完善医院功能的客观需要 医院的服务对象及其社会功能决定了对医院管理伦理的要求。传统的医院管理伦理往往只是重视对患者个体的临床诊治,忽视群体的社会预防和社会保健服务,因而忽视了医院管理者和医生的社会伦理责任。随着现代医学模式的转变,医院职能也在不断扩大。人类的健康需求赋予医院的职能和任务已并非是传统意义上的"治病救人"。新的医学模式要求医院管理者必须从医学事业的总体高度上认识自己对人类及社会所承担的道德责任。在现代社会中,最大限度地满足患者及其他服务对象的医疗保健需求已成为新医学模式的核心思想。医院的服务对象不仅仅是患者,而是涵盖患者群体、亚健康和健康人群。现代医学事业已成为宏大的社会事业,它要求医院管理伦理不仅着眼于单个患者,而是着眼于整个人类的健康和社会利益,不仅要促进医学科学的不断发展,而且要使医学科学成果所提供的益处能够公平合理地分配,使有限的卫生资源得到最为合理的分配,使人们潜在的健康保健需求得以开发。这就要求医院管理者主动承担起对社会及后代的伦理责任,贯彻以人为本的管理伦理原则,创造最佳医疗服务条件、生活服务条件,满足服务对象的医疗保健需求。同时,协调医疗、预防、保健、科研等各类人员的利益关系,调动被管理者的事业心、责任感,更好地发挥医院的功能,从更深、更广的层面上体现医院管理者对广大人民的权利、利益、人格的尊重和关心。所以,贯彻以人为本的管理伦理原则是完善医院功能的需要。

4. 以人为本是医院经营发展的实际需求 医院具有福利性,决定了其不以营利为根本目的。但由于医疗制度改革,医疗服务过程中所耗费的资源并不完全靠国家拨款来补偿,而是依靠医院自身经营的收入来维持其医疗服务的再生产。所以,医院具有经营性。这就要求医院不能单纯从福利性出发而不依照经济规律办事。医院经营状况如何,决定了医院的兴衰成败。只有确立了以人为本,患者至上的理念,围绕患者,改善服务态度,提高质量,降低费用,以低成本、高效益的方式才能在医疗市场竞争中赢得更多的市场份额。

(三) 以人为本原则的基本内容

1. **尊重被管理者、患者的价值和尊严**　历史表明,管理原本就是全体劳动者共同参与的事,只是随着历史的发展和社会职业的分工,管理才成为一种独立的少数人的职业。生产资料的公有为劳动者平等参与管理创造了条件。医院管理者要认识到被管理者作为医院主人翁的价值和尊严,明确管理者与被管理者平等的地位。在医院管理过程中,一方面尊重被管理者的生命价值和人格尊严,避免人身损害和身心伤害的事件发生,保证被管理者享有宪法规定的公民各项基本权利,平等对待所有被管理者,民主地倾听和采纳被管理者的意见和建议,在思想上和行动上真正把被管理者作为医院管理之本。另一方面,以人为本的理念不仅体现在对医务工作者的尊重上,也体现在对患者的尊重上。医院管理者和医务人员要尊重、理解、关怀患者或服务对象本身,将医学科学技术与医学人文精神紧密结合,一来在生理上为患者提供优质服务;二来患者既是生物属性的人,更是社会的人,需要关怀和照料,因此对患者及医疗服务对象要施以仁爱,将患者当作与自己同等位置的人,尊重人格,倾听呼声,在情感上给予真诚的关注和抚慰。

2. **为实现人的全面发展创造各种条件**　管理在本质上是对人的管理,管理的根本目的是为了人。从管理的终极意义上来讲,人不仅是管理的组织者、实施者,也是管理效果的终极受益者。人们从事物质生产、参与政治活动,努力推动社会进步,归根到底是为了人自身的发展,医院管理的目的也是如此。劳动者的辛勤劳动是物质和精神财富的源泉和社会生存、发展的基础。以人为本的原则正是为了满足人多层次的生活需求。医院管理者贯彻以人为本的原则就是要关心被管理者的物质和精神文化需求,采取一切可能,为提高生活质量、提高道德情操、更新知识结构、培养创新能力创造有利条件和有益环境,促进其潜能的开发,展示自己的才华,使医院员工深刻感受到自己不是被动的被管理者,而是充满活力的主动方。

3. **公正待人,严格执纪**　在医院管理中,贯彻"以人为本"的管理伦理原则就要注重情感因素的运用,不能将严肃的管理工作搞成无原则的迁就,搞成一团和气的"哥俩好"。由于多种因素的综合作用,医院的管理者与被管理者之间产生冲突是经常发生的,也是难以避免的。为解决这些冲突和对立,医院管理者就要出以公心,不仅要尊重员工的民主管理权力,也必须敢于负责,大胆决策,公正地处理上下级关系、同事关系。严格执行规章和纪律。对医院中的各种违纪现象的批评、制裁是为了更好地创设尊重人、关心人、平等待人的工作环境,但应防止歧视、打击、报复等非人道不公正的管理现象的发生。贯彻以人为本,体现人格平等,管理者要尊重被管理者,被管理者要服从管理者的正确管理。所以,"以人为本"中的"人情味"要求管理者在原则之内一视同仁,关心人、爱护人、公正待人,严格执纪。

4. 实施规范化优质服务　患者到医院来是为了接受良好的医疗服务,他们只有受到了规范化的优质服务,才是有主体地位的体现。规范化优质服务的标准可能因各地医疗条件的不同而有差异,但尽最大努力确保实现患者的需求,还是大有可为的。如规范医疗服务行为,对服务标志、着装、语言等统一规范,推行全程服务、绿色通道及掌上医生等各种便民措施,甚至在服务设施和平台上,体现人性化。在关系到病情、疗效和患者的支付能力的治疗方案和费用上,多倾听服务对象意见,尊重和落实患者及服务对象的知情权、选择权,以最佳服务、最低消费让服务对象享受到最好的医疗保障和取得最佳的医疗效果。

二、义利并重原则

(一) 义利并重原则的含义

义利并重原则既重视医院管理的经济效益,又重视医院管理的社会效益。经济效益和社会效益对于医院的发展都至关重要,前者是医院发展的物质基础和强大后盾,后者是医院发展的资源供给和优良环境。重视利益,更重视道义,才是医院管理的优秀模式。医院的社会效益指的就是医院在防病、治病中对保护社会劳动力,提高人民健康水平,以及维护社会稳定所做的贡献。医院的经济效益是指以较少的劳动耗费提供较多的符合社会需要的医疗服务。医院管理者只有树立和强化社会效益与经济利益并重的伦理意识,制定好贯彻社会效益与经济利益统一原则的评价标准,才能在管理实践中获得双赢。

医学乃仁学,医学的服务对象是带有情感和灵性的人类个体。医疗卫生行业不同于一般的行业,承担着最大限度满足患者对健康权的合理需要,坚持医疗公平、公正、合理的社会责任。无论社会如何发展,人类的价值取向如何变化,以救死扶伤为己任、全心全意为人民服务的道德责任和职业宗旨不能变。然而,在市场经济条件下,国有公立医院是独立经营的个体,在政府投入不能满足医院发展的情况下,医院承担筹集资金的职能,不可避免地具有逐利性。医院要生存发展,经济效益是其保障和基础,社会效益为其提供良好的社会环境。但医院如果一味地追求经济利益最大化,将加重患者的负担,丧失社会效益,引起公众的不满,自身也会陷入经济困境。因此,医院的生存发展不能只顾经济利益而不顾社会效益,也不能只追求社会效益而放弃经济利益,应坚持经济利益与社会效益并重。

(二) 提出义利并重原则的客观依据

1. **医院的社会效益与经济利益相互联系又互相制约** 就其根本而言,医疗机构的社会效益与经济利益是统一的。社会效益是医疗服务的价值目标,而经济利益是社会效益的实现手段;离开社会效益单纯追求经济利益,医院必将失去价值目标和信誉,从而在竞争中处于劣势;而不讲经济效益单纯追求社会效益,医院就会失去生存发展的基础和动力。因此,单纯注重两者中的任何一者都是不可行的。回顾以往的医院管理实践,不难找出因割裂两者关系而走过的弯路痕迹。正确认识社会效益与经济利益相互联系、互相制约的统一性原则,有利于医院管理者正确处理经济效益和社会责任的关系,做到追求社会担当又不忽视成本意识,追求经济效益又确保质量、患者支付能力的需求。如此,才能有利于增进人民健康,有利于医院的生存和发展。

2. **满足医患双方利益的客观需求** 患者和医学服务对象是医疗服务的直接承受者,在接受诊疗、护理、保健等服务时,希望效果好,收取费用低。患者对医疗服务的评估来自医疗效果与医疗费用支出的比较所得出的结论,患者追求的是个人的医疗健康及医疗经济效益。医务人员在为患者和服务对象提供诊治或咨询的过程中耗费了精力和体力,当中也有经济耗费,例如智力投资中的学费等。医生希望治愈患者,给其提供最佳的保健方案,同时也希望得到相应的合理报酬。医务人员既追求履行道德义务,也追求实现个人经济利益。社会效益和经济利益并重的原则兼顾了医患双方的需求,成为双方利益的结合点。坚持经济利益与社会效益并重原则既可以合理满足双方各自的利益要求,患者又能在其中得到质量与价格相匹配的医疗服务,医务工作人员在提供服务过程中也得到与自己付出相适应的合理报酬。因此,贯彻社会效益与经济利益统一的伦理原则是满足医院和服务对象双方利益的客观要求。

3. **医院生存发展的客观要求** 医疗卫生服务的根本目标是社会公众利益最大化,具体来说在医院就是患者效益最大化,优先满足广大群众对这种利益的追求,这是医疗卫生服务中始终占据主导地位的价值取向。医院的社会效益影响着医院声誉,决定着医院的生存与发展。但医院的社会效益并不是孤立的,如果医疗卫生服务质量离开了患者的支付能力,医院就失去了经济基础,成为无源之水,无本之木。但如果在社会效益的名义下进行过度医疗、高消费服务,也会导致医源性损害,最终减少医疗服务收益。因此,明确社会效益与经济利益的关系,有助于医院工作人员克服只顾医疗不问费用的片面倾向,或为"创收"损害患者利益的错误做法。确保社会效益与经济利益并重的原则,引导和保证全院工作人员增强两者相关性意识,在各项工作中既注重服务质量,患者利益优先,又控制医院费用的不适当增高,促进医院社会效益与经济利益协调发展,是医院生存与发展的客观需要。

(三)义利并重原则的内容

1. 树立和强化社会效益与经济利益并重的伦理意识　实践证明,离开了伦理的引导和规约,医院工作的质量和效益很容易走上歧途,走向极端,影响医疗卫生事业的健康发展。医院管理者在伦理的引导下,不仅应该将社会效益与经济利益做到统一,而且必须能够做到统一。只有全院员工共同在思想上树立起社会效益与经济利益并重的意识,才能使各自的工作达到有效益的质量,既面对市场又超越市场。因此,要加强教育,提高全院员工的伦理素质,增强社会效益与经济利益统一的伦理意识,为做好医院工作打下伦理学思想基础。

2. 制定贯彻社会效益与经济利益统一原则的评价标准　贯彻社会效益与经济利益统一的伦理原则,必须有与之配套的评价标准。管理者要依据各科室岗位的具体情况,提出符合社会效益与经济利益统一的要求。那种以"大处方""过度检查"为特征的高消费式的医疗服务是不受患者欢迎的。那种以不正当竞争为目的和手段的"粗制滥造"式的低消费更是让广大患者深恶痛绝。只有安全、高效、低廉、无伤害或少伤害,节约时间、成本的医疗服务才是众多医院服务对象盼望的。所以,贯彻社会效益与经济利益统一的伦理原则,必须制定相适应的合乎伦理要求的评价标准。

3. 践行社会效益与经济利益统一的原则　这项实践不仅体现在提高认识、制定评价标准上,更要落实在行动上。加强管理,指导实践,首先就是管理者义不容辞的责任。过去患者就诊称为求医,医护人员为患者和其他服务对象服务,但不为他们负责,只为医院领导和管理者负责,因为决定医护人员命运的是医院各级领导,而非服务对象。实行患者选择医生后,医护人员的命运就掌握在患者手上。只有在实现社会效益与经济利益相统一的过程中,不断强化医务人员的伦理责任,以对服务对象高度负责的态度认真贯彻社会效益与经济利益统一的原则,为医学服务对象提供令人满意的、高质量的、价格合理的医疗服务,才能得到服务对象的欢迎和好评。唯有全员式的参与和管理,才能顺应医疗改革的要求,在激烈的医疗市场竞争中取胜。如果不重视伦理指导,忽视或者割裂社会效益与经济利益的统一性,那么必然会做出有损服务对象的举动,丧失自身竞争力,也必然是以损人开始以害己告终。

三、管理服务原则

(一)管理服务原则的含义

管理服务从广义上来讲,就是要求医院管理者为社会的广大人民群众服务;从狭义上来讲,就是要求管理者从自身服务的组织出发,把管理的客体当作服务对象来为他们服务。作为医院管理伦理原则之一的管理服务原则,就是为管理对象服务和为社会大众服务的统一。医院管理伦理原则反映了医院管理的本质特征,不同的历史时期,不同性质的国家中,所确定的伦理原则不同。我国是社会主义的国家,医院管理伦理最基本的原则是公共利益和公共服务,即为人民服务。管理服务原则是社会主义核心价值中为人民服务这一道德规范在医院管理活动中的具体运用。

(二)提出管理服务原则的基本依据

1. 管理服务是社会主义医院管理的基本要求　以公有制为主体的社会公立医院是党和政府为保护和维护公众健康,保护劳动力而设立的医疗机构。广大医院员工是医院管理的对象,但他们是医院工作的主体。要做好医院的各项工作,没有广大员工的参与和努力是不行的。在实现医院职能的过程中,各级医院的管理者要为医疗服务,为科研服务,为职工服务,为与医院相关的社区组织服务,为实现经济效益和社会效益协调发展服务,如此,才能把管理对象的工作积极性调动起来,同管理者们一道去完成既定的工作目标。邓小平同志说过:领导就是服务。从领导与管理的相通之处来看,把管理也看作一种服务,是顺理成章和十分必要的。"服务"是授予管理权的前提。所有医院管理机构建立的根本目的在于为自身组织服务,为社会服务。如果管理者不明确这一点,只看到管理与被管理的关系,没有认识服务与被服务的关系,单纯强调管理这一面,而忽略了服务这一面,将会导致管理与服务的错位,必然影响医院管理工作的正常运行。因此,各级医院管理者必须树立起"服务意识",通过真心实意的服务,唤起广大被管理者道德上的共鸣和内心深藏的智慧,与医院管理者共同奋斗。

2. 管理服务原则是社会主义医院管理伦理的基本要求　医院管理伦理是社会职业道德的重要组成部分。全心全意为人民服务作为社会主义职业道德的核心,也必然约束医院的管理。在社会主义社会里,不仅各行各业都要为人民服务,而且每个岗位都是为人民服务的岗位,只是受行业和岗位的特殊性影响,其为人民服务的方式和内容呈现出不同的特点。临床医务工作者的服务对象是广大人民群众,而医院管理者由于不直接面对患者和其他医学服务对象,而不直接对患者等的健康和安全负责,他们是通过为管理对象服务,即为自身组织的被管理者服务而实现为人民服务这一职业道德要求。医院管理者所从事的职业与其他职业相比,虽然有特殊性,但社会主义职业道德的根本要求决定了医院管理伦理也必然是为人民服务。因而,管理服务原则是医院管理伦理的本质特征和要求。

3. 管理服务原则是医院管理者的价值取向和人格特征　管理作为影响和决定医院工作成效的重要因素,越来越受到人们的重视。管理岗位也日益受到社会的青睐。医院管理者能否做好管理工作、确立什么样的奋斗目标与自身的价值取向相关。医院员工是医院各项工作的承担者,是医疗服务的实践者和直接提供者。医院管理者的道德责任在于调动医院员工的积极性和主动性,为医护人员出色完成工作提供各种便利条件和优越环境,换而言之就是医院管理者为医院员工服务,使医院员工真切感受到自身利益与医院利益密不可分,从而主动地为医院也为自己的利益和需要努力工作。所以,"为人民服务,为管理对象服务"应成为医院管理者的奋斗目标和价值取向。

(三) 管理服务原则的基本内容

1. 尊重管理对象　贯彻管理就是服务的伦理原则,要求管理者首先在感情上和工作方法上,必须热爱、尊重管理对象。医院员工是管理的对象,但他们是医院的主人,是做好医院工作的主导力量,管理者为他们做好服务的前提就是要有爱护、尊重之心。医院管理者对管理对象的热爱、尊重是一种巨大的"管理资源"和重要的"管理手段"。医院管理者只有以自己的感情投入,才能赢得被管理者的信赖和敬仰,被管理者才会愿意接近管理者,心甘情愿地接受医院管理者的管理。如果医院管理者不热爱、不尊重被管理者,自以为是,看不起群众,何来"服务意识"和行动呢?如果医院管理者把自己扮成"监工",或试图以高压手段管理,不仅不会做好服务,而且一定会引起被管理者的反感和抵触,这样是不可能得到服务对象的拥护和支持的。

2. 创造良好的工作环境　医院是知识分子聚集的单位,知识分子是具有高成就特征类型的人,他们有较强的自尊心、上进心和成就感。他们把工作成就、事业成功看得高于一切,事业往往成为他们的"第二生命",他们关心自己的工作、关心事业的成就往往胜过关心自己的物质待遇。他们最大的苦恼就是没有施展才华的机会和条件。医院知识分子的这些特点要求医院管理者的服务要增强针对性,切实为他们解决实际问题,创造良好的工作和生活条件,尽可能将管理服务落到实处,为他们解决工作和生活上的后顾之忧,使他们全身心地投入本职工作。由于医院员工的人员构成情况复杂,需求各有差异,医院管理者要把关心和满足医院员工物质和精神两方面的需要纳入管理服务的基本内容,兼顾员工不同层次需要,为他们创造相应的工作和生活环境。

3. 处理好为医院服务与为社会服务的关系　现代医学的发展已经把医患之间的个体关系扩展到医疗卫生工作与全社会的关系。医学伦理学的"公益论"强调应当把对患者的责任同对他人、社会的责任统一起来,把对现实负责和对后代的责任统一起来。作为医院管理伦理原则的管理服务原则,要求医院管理者要为进入管理过程中的所有人员服务,那么,医院管理服务的对象就不只限于为自身组织内部的管理对象服务,也就是医院管理伦理问题不仅表现在院内工作上,还表现在医院与整个社会关系上。医院管理者要在做好院内各项服务工作的同时,积极做好医院为公众的服务,诸如突发公共卫生事件处置、疾病预防、危重患者抢救和社区卫生保健服务,参与社区公益活动等。公立医院与非营利医院的公益性决定了它不仅要强调自身经济效益,更要着眼于社会福利性职能。所以,医院管理者要充分兼顾单位效益和社会利益的关系,要有牺牲本单位局部利益换取满足社会效益的责任和担当,这是管理服务原则的更高层次的体现和要求。

四、底线伦理原则

(一)底线伦理原则的含义

底线伦理是由北京大学哲学系何怀宏教授基于对道德建设的艰难与复杂状况的思虑而提出的,它是指所有社会成员都应遵循的最基本的法律规范和最起码的道德要求。底线伦理是人之为人的基本行为规范,是做人最基本的道德要求,是一条基本、绝对的道德律令。不管个人的身份、职业、地位、群体有何不同,全社会每个人都要遵循。可以说,底线伦理是社会生活的下限,遵循它社会才可能良性运作。在每一个人的文化心理和价值意识中,底线伦理是每一位社会成员不敢逾越的禁忌,一旦越过,就会受到周围人的道德谴责或法律制裁。在医院管理中,底线伦理表现为一种基本的不可逾越的界限和约束,是在医疗管理过程中,防止患者身心受到不应有的损伤。它的意义在于强调培养管理者或者医护人员对患者高度负责、保护患者健康和生命的理念和作风,正确对待管理中、医疗护理中的伤害现象,在管理实践和医疗过程中尽量免除不应有的伤害。

(二)提出底线伦理原则的客观依据

1. 底线伦理原则是对医疗实践中伦理困境的有力回应 医疗技术是把双刃剑,其发展广泛应用于医学领域,医疗技术的迅猛发展给人类诊断疾病、战胜疾病带来了无限可能,人类的健康需求、生活质量得到了极大提高。与此同时,人类还有很多未知的医疗领域,我们对疾病及其治疗技术的掌握还存在欠缺和空白,尤其是对医疗科学技术的负面作用的认识和防范还存在许多不足,诊疗实践中难免会造成医疗技术伤害事件。现代科学研究和技术创新虽然被广泛应用于医疗领域,但是,人类生命健康仍然面临诸多挑战,人类还有很多无法战胜的威胁生命健康的疾病。医务人员必须通过不断学习和实践,增加对疾病的认识和预防,同时不断找寻科学的诊疗办法,不断分析诊疗活动中患者疾病的变化趋势、诊疗行为带来的各种风险和诊疗活动的副作用。底线原则可以有效防止医务人员打着科学探索的旗号去做有损于生命、健康的尝试,阻止医务人员不恰当地滥用技术,避免给患者带来危害,触碰法律底线。

2. 底线伦理原则是医务人员日常工作的道德规约 底线原则在运行中包含2方面的内容:一是不采取故意伤害的行为;二是最大限度地避免伤害的发生。底线原则不仅要求不能采取故意伤害患者、自身单位员工身体健康和精神损害的行为,禁止给患者带来身心的伤害和经济损害,而且不能给患者家属和其他人员造成意外的损害,造成经济甚至精神的伤害。底线原则要求医务人员通过内心的信念对自己行为进行严格的规范和反省实现自律,通过社会舆论判断规范自己的行为,不给患者造成伤害。医务人员的行为不仅要不伤害别人的利益,而且要促进患者权利的实现。

3. 底线伦理原则反映医务人员医疗活动的价值诉求 医务人员诊疗行为的出发点和初衷是从患者身心健康出发,针对患者病况,最大限度地考虑患者治愈后的生活、学习和工作需求。在医疗实践中,医务人员不仅要考虑患者的康复,还要考虑提高患者康复后的行为和生活质量等问题。医务人员通过医学活动实现救治患者的目的,并且通过康复后生活质量的改善和提高实现医务人员的职业道德,践行最基本的道德规范。医务人员用自身的技术和能力最大限度地为患者减轻痛苦,恢复健康,不仅要解除患者病痛,还要保障患者生命和健康权利。医务人员行为的首要原则就是不伤害患者的健康和生命,并尽量多为患者及家属的精神健康和经济利益考虑,这是最低限度的道德要求。底线原则更加强调医务人员医疗行为的不伤害,这种动机恰恰体现了医务人员的职业伦理诉求。

(三)底线伦理原则的基本内容

1. 树立生命至上的医学核心价值观　价值观是规范行为、实现医疗活动目的的内在要求。在医疗活动中,医务人员要自觉增强为患者服务的意识,加强道德自律,从主观上自觉将底线原则奉为工作的戒律,树立不伤害的道德理念。要充分认识到医疗技术的双重效应,认识到医务人员的诊疗行为与患者的健康利益息息相关。医务人员在实践中要恪守底线原则,一切医疗行为以是否有利于患者身心健康和各种利益的维护为价值尺度,将医疗伤害减少到最低限度,以最小的代价实现患者利益最大化。评判医务人员的医疗行为是否违反底线原则,应考量主观心理、动机、目的、行为、结果,以及行为和结果之间的关系等方面,要看行动本身是否善意,医务人员的诊疗初衷是否追寻好的结果。在医疗行为的利弊之间,找寻平衡点,积极的结果应多于相反的结果。

2. 降低医疗伤害的发生率　任何医疗行为都有双重效应,一方面可以治愈患者的病痛;另一方面可能会造成患者身体的某种损害,或者给患者及其家属带来精神上的痛苦或者经济上的损失。医务人员的语言、态度,直接影响到患者治疗的信心和病情的康复,医疗行为在一定程度上影响患者的痛苦程度,也可能对患者的人格、心理和精神造成伤害。医务人员要规范自身的语言和行为,尽量避免技术运用给患者带来身体或心理上的伤害,选择最佳方案。只有选择对患者最有利的医疗措施,才能被认为没有触及底线。

3. 提高医疗服务质量　医疗技术与大数据的结合,推动了精准医学的产生与发展。精准医学要求医疗人员提高业务水平,实现优质服务。如何以最小的代价获得最大的健康收益,以最快捷的方式减轻患者痛苦,以最小的不良反应使患者治愈,以最少的费用让患者和家属受益,这是底线伦理给医务人员提出的新要求。因此,医院要重视服务质量的提高,建立相应评估机制。医务人员本身要树立患者至上的意识,提高自身道德修养,养成良好的沟通习惯,无论在疾病的检查、诊疗活动中,还是在药物的应用和诊疗费用的使用过程中,都要尊重患者的医疗权利,维护患者的身心健康。

(杜　萍)

第五章　医院伦理委员会

现代医疗实践在某种程度上已经超越维护生命的界限,在此背景下对医疗的伦理反思日显重要和必要。肇始于西方发达国家的医院伦理委员会是铸造医学人文关怀的组织形式,其宗旨是为了保护患者的生命健康权益和受试者的人格尊严,防止和避免医学在干预生命和维护健康过程中对人体的损害,实现医学发展和人文关怀交融。

第一节　医院伦理委员会概述

一、医院伦理委员会的产生背景

（一）国外医院伦理委员会的产生

世界上第一个医院伦理委员会诞生于 1974 年的美国。美国是当时生物医学研究最发达的国家,医学的发展中伴随的伦理问题最为突出。医务人员在面对依靠如心脏起搏器、呼吸机等仪器维持生命的危重患者时,陷入了两难的境地：如果继续使用这些生命支持系统,可以较长时期地维持患者的生存状态,但是需要消耗大量的医疗资源和金钱,而且这样的生存状态对患者而言毫无生活质量可言,各种仪器设备的使用可能会使患者感到无尽痛苦；一旦撤除生命支持系统,患者将很快面临死亡,其家属也难以接受这样的结果。那么到底是应该继续维持患者的生命让他无质量地活着,还是让他无痛苦地结束这种状态,用有限的医疗资源救治更多的患者呢？无论是法院还是医院都无法解决这样的伦理难题。医务人员和患方都需要一个组织机构根据医学伦理原则和相应的制度规范来为他们解决这个困境。

1975 年,美国《医学伦理学杂志》上刊载文章,讨论伦理委员会的组织职能,促进了伦理委员会的发展。1983年4月,全美医院伦理委员会专题会议在华盛顿召开,同年颁布了《美国医疗保健机构道德委员会准则》,美国各个医院开始建立医院伦理委员会。到20世纪80年代末,美国已有60%以上的医院建立了医院伦理委员会,德国、加拿大的一些医院也相继建立起这类机构。20世纪90年代初,日本几乎全部的医科大学及50%以上的医院都成立了伦理委员会。随后,医院伦理委员会因为其独特的作用和旺盛的生命力在世界各国得到蓬勃发展。

(二) 我国医院伦理委员会的产生

我国医院伦理委员会的产生受诸多因素的影响。首先,改革开放后,随着我国经济水平和科学技术的发展,医疗事业的发展日新月异,新的医疗仪器设备、新药不断问世,新的医疗手段层出不穷。这些医疗科技成果的使用给广大人民群众的健康带来了福音,同时也产生了一系列的伦理问题,需要一套伦理制度、规范来解决这些问题,需要伦理委员会来实施这些制度、规范,约束人们的行为,使其更好地发展。其次,随着市场经济的发展和医疗体制的转变,医院的生存方式发生了改变,医院的市场化特征也越来越明显。医院管理者不仅注重医疗服务所带来的社会效益,也注重医院所产生的经济效益。有一些医务人员的金钱观、价值观发生了变化,金钱至上、唯利是图、以权谋私等消极观念出现,医疗领域出现了许多违背职业伦理道德的事件。这些事件的发生严重损害了人民群众的利益和医务人员的形象,医患关系紧张,患者对医疗机构和医务人员的不信任,医闹事件频发,严重影响了社会和谐与稳定。这就需要医院伦理委员会对医务人员进行伦理道德知识的培训,规范其职业行为。第三,随着我国医学领域的发展,国际交流增多,一些科研合作和论文的发表都需要有伦理委员会审查的相关证明,因此促进了我国科研机构与医院伦理委员会的产生。第四,人民群众对卫生保健需求日益增多,全面增强,人们渴望得到更多的健康信息告知并参与到健康照护计划的制定中。这些都需要医院伦理委员会去审查各项研究项目,为患者或者受试者提供伦理咨询、教育培训,提高患者和受试者的自我保护意识。

在这样的背景下,1987年11月"全国第四届医学辩证法学术研讨会"在苏州召开,北京医科大学彭瑞骢教授在会议上提议建立中国的"医院伦理委员会",这是"医院伦理委员会"这一概念首次在中国公开出现。1988年,北京医科大学李本富教授等去美国考察伦理委员会后,发表了《美国医院伦理委员会》一文,进一步推动了医院伦理委员会在我国的建立。1988年7月,"全国首届安乐死伦理、法律及社会研讨会"在上海召开,北京协和医科大学的张琚教授交流了题为《医院伦理委员会及其在我国建立的设想》的论文。随后,天津市第一中心医院、北京朝阳医院、北京协和医院等一批医院分别组建了医院伦理委员会。从无到有,到逐渐规范化,医院伦理委员会在中国的发展已经走过了30年的历程。

二、医院伦理委员会的人员构成

为了保证医院伦理委员会的有效运行,促进其建设发展,应对医学发展中不断出现的问题,切实保护患者和受试者的权益,我国已陆续出台了多部部门规章和行政法规文件,对医院伦理委员会的工作加以约束和规范。伦理委员会的委员组成、备案管理应当符合卫生健康主管部门的要求。

伦理委员会的主要职能是维护受试者的权益,保障其权益不受侵犯,因此应该由不同专业、不同背景、不同角色的人员共同组成才能更全面地站在受试者的角度去思考问题。国家卫健委2016年颁布的《涉及人的生物医学研究伦理审查办法》与2020年4月26日,国家药品监督管理局颁布的《药物临床试验质量管理规范》对伦理委员会的人员构成做出了如下规定:伦理委员会的委员应当从生物医学领域和伦理学、法学、社会学等领域的专家和非本机构的社会人士中遴选产生,人数不得少于7人,并且应当有不同性别的委员,少数民族地区应当包括少数民族委员。必要时,伦理委员会可以聘请独立顾问。独立顾问对所审查项目的特定问题提供咨询意见,不参与表决。国务院发布的《人体器官移植条例中》第三章第十一条对医疗机构开展器官移植工作的伦理审查工作做出如下规定:有由医学、法学、伦理学等方面专家组成的人体器官移植技术临床应用与伦理委员会,该委员会中从事人体器官移植的医学专家不超过委员人数的1/4。经2/3以上委员同意,人体器官移植技术临床应用与伦理委员会方可出具同意摘取人体器官的书面意见。

伦理委员会委员任期5年,可以连任。2019版《涉及人的临床研究伦理审查委员会建设指南》提出委员最长任期无限制。委员离任时,伦理审查委员会秘书应及时通知机构或授权的主管部门。委员的换届工作应按照程序进行并记录在案。伦理委员会设主任委员一人,副主任委员若干人,由伦理委员会委员协商推举产生。伦理委员会委员应当具备相应的伦理审查能力,并定期接受生物医学研究伦理知识及相关法律、法规知识的培训。伦理委员会委员与研究项目存在利害关系的,应当回避;伦理委员会对与研究项目有利害关系的委员应当要求其回避。在实际工作中,各个医院伦理委员会根据所在医院或医疗机构的自身特点和国家相关法规来组建伦理委员会。

三、医院伦理委员会的功能

国家要求各级医院,无论是高校附属医院还是基层医院,只要涉及药物临床试验、新技术新项目的研发实施,以及临床研究都必须建立医院伦理委员会,主要职责就是保障受试者的权益和安全。国家卫健委 2016 年颁布的《涉及人的生物医学研究伦理审查办法》第八条规定,伦理委员会的职责是保护受试者合法权益,维护受试者尊严,促进生物医学研究规范工作的开展;对本机构开展涉及人的生物医学研究项目进行伦理审查,包括初始审查、跟踪审查和复审等;在本机构组织开展相关伦理审查的培训。2020 年 4 月 26 日,国家药品监督管理局颁布《药物临床试验质量管理规范》,确定了伦理委员会的职责与权利,第十二条明确"伦理委员会的职责是保护受试者的权益和安全,应当特别关注弱势受试者"。2019 年 5 月国务院颁发了《中华人民共和国人类遗传资源管理条例》,其中第九条提到"采集、保藏、利用、对外提供我国人类遗传资源,应当符合伦理原则,并按照国家有关规定进行伦理审查。采集、保藏、利用、对外提供我国人类遗传资源,应当尊重人类遗传资源提供者的隐私权,取得其事先知情同意,并保护其合法权益。"总的来说,我国医院伦理委员会的功能包括 4 个方面,即伦理审查和监督、提供伦理咨询,并且承担医院的医务人员的伦理教育培训工作,为医院制定伦理规范、制度的工作。

(一)伦理审查和监督

我国医疗机构涉及的伦理审查及管理项目包括 4 大类型,即动物实验、人体器官移植、新药与医疗器械临床试验、生物医学研究。以涉及人的生物医学研究为例,国家卫健委 2016 年颁布的《涉及人的生物医学研究伦理审查办法》规定各级各类医疗卫生机构开展涉及人的生物医学研究时,必须由伦理委员会进行伦理审查工作。伦理审查应当遵守国家法律法规规定,在研究中尊重受试者的自主意愿,同时遵守有益、不伤害及公正的原则。涉及人的生物医学研究应当符合以下伦理原则。

1. **知情同意原则** 尊重和保障受试者有是否参加研究的自主决定权,严格履行知情同意程序,防止使用欺骗、利诱、胁迫等手段使受试者同意参加研究,允许受试者在任何阶段无条件退出研究。

2. **控制风险原则** 首先将受试者人身安全、健康权益放在优先地位,其次才是科学和社会利益,研究风险与受益比例应当合理,力求使受试者尽可能避免伤害。

3. **免费和补偿原则** 应当公平、合理地选择受试者,对受试者参加研究不得收取任何费用,对于受试者在受试过程中支出的合理费用还应当给予适当补偿。

4. **保护隐私原则** 切实保护受试者的隐私,如实将受试者个人信息的储存、使用及保密措施情况告知受试者,未经授权不得将受试者个人信息向第三方透露。

5. **依法赔偿原则** 受试者参加研究受到损害时,应当得到及时、免费的治疗,并依据法律法规及双方约定得到赔偿。

6. **特殊保护原则** 对儿童、孕妇、智力低下者、精神障碍患者等特殊人群的受试者,应当予以特别保护。

伦理委员会批准研究项目的基本标准是:坚持生命伦理的社会价值;研究方案科学;公平选择受试者;合理的风险与受益比例;知情同意书规范;尊重受试者权利;遵守科研诚信规范。伦理委员会对审查的研究项目做出批准、不批准、修改后批准、修改后再审、暂停或者终止研究的决定,并说明理由。伦理委员会做出决定应当得到伦理委员会全体委员 1/2 以上同意。伦理审查时,应当通过会议审查方式,充分讨论达成一致意见。对批准实施的研究项目,伦理委员会应当指定委员进行跟踪审查。跟踪审查的委员不得少于 2 人,在跟踪审查时应当及时将审查情况报告伦理委员会。除了对临床试验、生物医学研究、器官移植等技术和研究等的伦理审查之外,医院伦理委员会还需要对医院的医德医风建设和临床医疗服务进行伦理督查,保证医务人员严格按照伦理道德要求提供医疗服务,真正以患者为中心,以人为本。

(二)提供伦理咨询

临床医务人员在面临极低质量的生命救治与否问题时或科研人员在面对科研伦理难题时,患者和受试者及其家属在遭遇知情告知不全、卫生资源不足、医患认知存在差异的情况下,都需要有医学伦理咨询机构对其进行指导和帮助,使医务人员和科研人员的行为符合道德要求,患者和受试者的利益得以保护。伦理咨询没有强制性,但是具有权威性。权威的伦理咨询团队、合理的知识结构能够使患者和受试者及其家属产生信任感,使患者更容易接受较为合理的医疗建议,促进构建和谐的医患关系。

(三) 伦理教育培训

在医疗实践活动中,医务人员往往会遇到很多伦理困境,如医患矛盾、临床护理决策、医疗决策、临床科研难题等。医院的一些工作人员没有接受过相关伦理知识的培训或教育,在对医务人员的继续教育培训中,也大多是关于专业新知识、新进展的学习,很少有对医务人员的职业伦理道德的培训。因此,伦理委员会的教育培训目的就是使他们掌握必要的医学伦理知识和制度规范,提高其伦理认知能力和解决问题的能力。伦理教育培训可以通过案例分析、专家讲座、研讨会等方式进行,并且根据培训对象的不同选择不同培训内容。

(四) 政策研究

医院在自身的发展过程中,需要不断地创新、改革以适应时代的需求。在制定医院的发展目标和方向、人员培训制度、人才培养计划、绩效分配方案,处理医院的经济效益与社会效益关系等时,都需要关注其涉及的伦理问题。在临床医疗活动中遇到一些决策困境时,需要伦理委员会的帮助和指导,制定符合伦理规范要求的政策、制度,指导临床实践。

第二节　医院伦理委员会的作用

医院伦理委员会是一个使医学伦理付诸实践的组织,是一个铸造医学人文关怀的组织,医院伦理委员会在医院和其他医疗机构中由来自不同领域的专家和其他社会人群的代表组成,依据一定的医学伦理理论和制度,并通过各种功能的开展,在医学实践中发挥着重要作用。

一、保护患者和受试者权益

2019年,第十三届全国人民代表大会常务委员会修订通过了《药品管理法》,首次将伦理审查写进法律,并明确指出:"伦理委员会应当建立伦理审查工作制度,保证伦理审查过程独立、客观、公正,监督规范开展药物临床试验,保障受试者合法权益,维护社会公共利益"。无论是药物临床试验、新技术新项目的使用、人类辅助生殖技术的开展、医疗器械的开发、科研课题的立项、人类器官移植技术的进行,都需要事先进行伦理审查,伦理审查工作是医院伦理委员会的重点工作之一。受试者和患者的权益能够得到保护是伦理委员会审查的重点内容。

(一) 保护受试者权益

受试者的权益包括知情同意权、生命健康权、经济补偿权、隐私权、医疗救治权等,研究实施前,研究人员应充分告知受试者研究目的和内容,可能出现的风险与不适等。伦理审查包括初审和跟踪审查。伦理委员会对审查的研究项目做出批准、不批准、修改后批准、修改后再审、暂停或者终止研究的决定,并说明理由。对已批准实施的研究项目,伦理委员会需指定委员进行跟踪审查。跟踪审查包括以下内容:①是否按照已通过伦理审查的研究方案进行试验;②研究过程中是否擅自变更项目研究内容;③是否发生严重不良反应或者不良事件;④是否需要暂停或者提前终止研究项目;⑤其他需要审查的内容。伦理委员会跟踪审查的委员不得少于 2 人,在跟踪审查时应当及时将审查情况报告伦理委员会。

(二) 保护患者的权益

患者的权益包括基本医疗权、知情同意权、隐私保密权、医疗监督权、医疗诉讼权、免除一定社会责任权等。在临床实践活动中,由于医务人员的伦理道德意识不强,可能导致患者权益受损。如患者隐私受到侵犯的事件时有发生;新的仪器设备、耗材使用前未充分告知可能带来的经济消耗和不良影响;对于一些肿瘤患者,使用一些新型抗肿瘤药物可以减免治疗费用,但是对可能带来的负面影响不清楚、不告知,这些都侵犯了患者的权益。针对这些已经发生或可能发生的情况,伦理委员会可以保障患者的权益。如对患者进行伦理教育和培训,使其了解自己应享受的权益有哪些;对医务人员进行伦理教育和培训,指导其在临床实践工作中应用医学伦理知识,规范其医疗行为。为患者提供伦理咨询,在面对伦理决策困境时,提供专业指导和帮助。在新的仪器设备、医疗手段实施前,进行伦理审查,充分考虑患者权益是否得到保障,保证患者的生命安全。

二、保证医学研究的科学性与伦理性

医学从产生之初,就与伦理相依相伴。医学的目的是人类的健康,医学研究的成果运用于人类、造福于人类。医学不仅具有科学性而且具有伦理性,伦理性是医学发展进步的内生性力量,科学性是伦理性实现的途径和手段。医学研究的过程中不可避免地会涉及诸多伦理问题,需要把握好科学研究的科学性和伦理性。

(一)保证医学研究的科学性

医学研究首先要讲究科学性。医学研究的科学性主要体现在研究是否有事实依据和理论依据;研究设计是否严密;研究资料的收集、分析、整理是否合理;研究结果能否为以后的医学实践所证实以及是否能够回答、解决相关医学问题等。《赫尔辛基宣言》规定涉及人体对象的医学研究必须遵守公认的科学原则,并且首次提出了要建立独立伦理委员会批准研究方案。医院伦理委员会由具有专业背景的医学专家及其他领域的专家组成,有资质、有能力做出医学科研方案是否科学的判断。2016版《涉及人的生物医学研究伦理审查办法》规定,伦理委员会要审查科学研究的研究方案是否科学,是否符合伦理原则的要求。对于不符合科学性的研究方案,可以做出不批准或修改后再审查的决定。

(二)保证医学研究的伦理性

医学研究方案不仅要求科学更要求讲究伦理性,不符合伦理要求的医学研究即使是科学的也不能允许其实施。医院伦理委员会以尊重原则、不伤害原则、有利原则、公正原则为基本原则,发挥其伦理咨询、监督、教育、培训和审查功能,其宗旨在于保护患者及受试者的合法权益。医学研究在给人类带来福音的同时也引发了许多伦理困惑,例如,新药的人体试验可能会给受试者带来伤害,但是试验结果可以使社会上大多数人受益,面对这样的问题,如何做才符合伦理道德要求。医院伦理委员会可以发挥伦理审查的职能,对提出申请的医学研究方案内容进行伦理审查,同时在科研活动进行中实施跟踪审查,以保证整个研究过程符合伦理原则。如果医学研究方案违背了医学伦理原则,医院伦理委员会可以责令研究人员修改方案;如果在科研活动进行中有违反医学伦理原则的行为,医院伦理委员会可以责令终止该科研项目。

三、提升医务人员伦理素养

伦理素养是一个人所具有的基本伦理修养,主要包括:道德观念、道德信念、道德情感、道德实践等因素,以及一个人在伦理道德方面的行为能力。医学及相关人员的服务对象是一个个鲜活的生命,伦理素养对医务人员和医学科研人员来说就是"医德"。医务人员和医学科研人员医德的好坏直接关系到患者和受试者能否得到良好的服务,从而顺利开展各项医疗活动,促进人类的健康。

伦理素养的提升可以通过自律和他律两条途径。自律包括自我反省和坚持实践。医务人员和医学科研人员以社会主义道德规范体系为标准,在实事求是地回顾自己的所作所为的基础上进行自我评价、自我批判、自我诉讼和自我改造。在实际的医疗活动中,不断地认识到哪些是符合职业道德要求的,哪些是违反医德的,在工作中坚持慎独精神的培养,才能运用医学伦理的原则和规范调整和指导自己的行为,使自己的行为符合医学伦理道德的原则和规范的要求,从而使自己的职业道德境界不断提高。除了自律,医学伦理知识不仅要依靠主动学习,也需要接受一定的伦理知识培训,为医务人员提供一种外在道德力量的支持和约束,医院伦理委员会就是这种外在力量的提供者。医院伦理委员可以依据医院以伦理为导向制定的各项制度、规范对医务人员的行为进行监督,做出评价和奖惩,从而约束他们的行为,提高伦理素养。

四、促进医院更好发展

伦理委员会在工作中通过伦理咨询、伦理审查、伦理教育和培训及政策研究4项职能的实施,帮助医院制定符合伦理的政策,为医院发展提供伦理导向;促进医院医疗服务质量提升,提高医院声誉;帮助医院解决医患矛盾,构建和谐环境,促进医院的发展。

(一)帮助医院制定符合伦理的政策,为医院发展提供伦理导向

在医院的发展过程中,必然会产生很多经济利益问题,如医院领导层在制定每年的工作计划时,要求增加科室床位的周转率、增加收治患者人数,提高经济收益。但是医学实践要求以人为本,以患者为中心,医学的目的是满足人类的健康保健需求,医院的市场化发展伴随着伦理问题突显。医院的发展一靠技术,二靠制度,三靠伦理,现代医院管理已经走向伦理管理时代,在管理过程中渗透伦理理念,用伦理道德观念约束自己和医务人员的行为。在制定医院的各项管理制度时,应关注其涉及的伦理问题。通过伦理委员会的伦理咨询功能,帮助管理者制定符合伦理要求的政策,为医院发展提供伦理导向,促进医院的发展。

(二)促进医院医疗服务质量提高,提高医院声誉

医院在其发展中不仅追求经济效益,也追求社会效益。良好的信誉会给医院的发展带来蓬勃的生命力。医学的目的是救死扶伤、治病救人,医务人员高尚的医德不仅能给医院带来经济收益,也能带来良好的社会效益。光有技术是不够的,是否能够为患者考虑,尊重患者的权益是非常必要的。因为服务态度差而被患者投诉、引发医患纠纷的事件时有发生,严重影响了医院和医务

人员的社会形象。解决这个问题的途径之一就是通过医院伦理委员会的工作,对医务人员和医院科研人员进行伦理教育和培训,提高其伦理道德修养;在遇到伦理困境时提供伦理咨询;在医学研究开始前进行伦理审查,确保方案的伦理性。通过医院伦理委员对医院医德医风建设的监督,可以使医务人员的医疗行为和服务态度发生转变,这也是医院服务质量提高的表现。高质量的医疗服务必将赢得广泛的社会信誉,为促进医院发展提供良好的道德环境。

(三) 帮助医院解决医患矛盾,为医院发展构建和谐环境

医院的发展离不开和谐的环境,和谐的医患关系是创造医院和谐环境的基础,也是医学伦理的基本要求,更是对医务人员提出的道德要求。近年来,医患矛盾和医疗纠纷事件频发,伤医事件时常出现在人们眼前,对整个社会风气和环境都造成了很恶劣的影响。导致这些事件发生的原因有很多,与医院管理制度不规范、医生的不良操守和患者缺乏理性思考等有着直接关系。解决这个问题的有效途径之一就是通过医院伦理委员会完成。医院伦理委员会成员包括医院内部医学专家,律师、伦理学专家及社会人员代表。伦理委员会经常对医务人员进行教育培训、提供伦理咨询,可以提高医务人员的伦理认知水平和解决问题的能力,减少因伦理道德问题而导致的医患矛盾;医院伦理委员会对医务人员的工作行为进行监督,将其医德表现作为考评标准,促使医务人员改进医疗服务质量。另外,医院伦理委员会还可以对患者和家属进行医学伦理常识的培训和伦理咨询,以提高他们的伦理认知水平,了解自身的权利和义务,减少患者及家属的不良情绪冲动,促进他们与医护人员理性对话、良好沟通,帮助医院解决医患矛盾,为医院发展构建和谐环境,促进医院的发展。

(李凤萍)

第六章　医疗工作管理伦理

案例导读

某市儿童医院徐宝宝死亡事件

2009年11月3日,5个月大的婴儿徐宝宝因高烧,眼眶部肿胀等症状,入某市儿童医院住院治疗。患儿住院病情恶化时,家属几次向值班医生反映病情,因值班医生毛某打游戏、睡觉等原因,都未得到及时有效救治,由此导致了婴儿病情急剧恶化,于入院次日早晨不治身亡。

事件发生后,在社会上引起了强烈反响。后来,由专家、网民、记者等组成的联合调查组发布最终调查结果:患儿家属的投诉情况基本属实,而值班医生隐瞒事实真相,第一次调查结果与事实不符。当晚的值班医生毛某在值班时上网玩了两盘QQ围棋游戏,且对患儿家属态度极其恶劣;从监控录像中发现徐宝宝的母亲曾经3次下跪请求医生抢救自己的孩子;在患儿住院后,某市儿童医院诊疗措施和服务存在严重缺陷,未严格执行多项医疗管理制度(包括交接班制度、会诊制度、三级医生查房制度、危急值班报告制度)。之后,当事医生被吊销行医执照并开除;某市儿童医院诊治措施有失职行为,院长书记分别受处分;经过调解,患儿家属获赔51万元。

引自:https://baike.baidu.com/item/徐宝宝事件/3372825

党的十八大以来,习近平总书记创造性地把马克思主义基本原理同我国卫生健康工作实际相结合,提出一系列新理念新思想新要求,做出实施健康中国战略的决策部署,召开全国卫生与健康大会,确立新时代卫生健康工作方针,印发《"健康中国2030"规划纲要》,明确了建设健康中国的大政方针和行动纲领,中国特色基本医疗卫生制度框架基本建立,健康中国建设持续推进,人民健康水平不断提高。十九大报告指出,"实施健康中国战略。要完善国民健康政策,为人民群众提供全方位全周期健康服务",具体举措包括深化医药卫生体制改革,全面建立中国特色基本医疗卫生制度、医疗保障制度和优质高效的医疗卫生服务体系,健全现代医院管理制度。不难看出,这一系列政策更加重视健康服务的供给侧结构性改革,把医疗服务体系,特别是基层的建设放在了重中之重的位置,更加强调医疗卫生体系的质量和效率,对医院的医疗管理提出了全面要求。

第一节 医疗工作管理概述

医疗是医院的中心工作,医疗管理是医院管理的核心内容,是完成医疗任务的主要手段,是影响整个医院管理水平的中心环节。医院的功能与作用决定了医疗管理是医院管理的中心,其他各项管理都应与医疗管理相协调。

就医院诊治工作而言,医疗管理大体包括门诊、急诊→住院诊疗→医技科室→康复→离院等几个环节。医疗工作是依靠医疗系统的有序运行而展开的,医疗管理就是对此系统的管理,即选择最佳结构形式,充分发挥其功能,这是医疗管理的着眼点。医疗系统由组织分系统、技术分系统和医疗支持分系统集合而成的(其中,医疗支持分系统又含有物力支持、信息支持和能源支持等部分),医疗管理部门直接管理的是医疗组织系统与技术系统。

一、医院医疗管理的概念

医院医疗管理是指对医院医疗系统活动的全过程进行组织、计划、协调和控制,使之经常处于顺畅运作的状态,并对变化了的客观环境有较强的适应性,以达到最佳医疗效率和医疗效果。

医疗工作是以患者为中心开展的,现代医院的医疗管理就是有效利用医护人员的技术力量,合理使用各种医疗资源,解除患者的疾病痛苦,为人民群众提供健康保证。传统的医疗管理基本内容包括患者从入院到出院的所有环节;现代医院医疗管理的内容更为广泛,是指所有利用医院资源保障人群健康的医疗行为。随着社会经济环境、生活水平、生活习惯的改变,疾病谱和死亡谱、人口年龄结构、病因与死因、防治对象和防治对策等都发生了很大的变化,这些变化导致医疗的含义包括了预防、诊疗、康复和保健在内的更多内容。

医院医疗管理的主要环节包括对门诊、急诊、住院、医技科室和康复的管理。门诊是诊疗活动的第一关,进行一般的和初期的诊断和治疗工作;急诊室诊疗和抢救重症患者的环节,包括留院观察,通常指患者在病情未稳定时,医生采取的观察患者身体情况的措施;住院对各种重症患者进行全面系统的治疗,是医疗活动的中心环节;医技科室是医院医疗的重要组成部分,直接影响着疾病预防诊断和治疗的效果;康复是医院医疗工作的延伸和扩展。

二、医疗管理的主要职能

(一)制订医疗管理计划

依据我国卫生事业的方针、政策,上级要求和指令,地区卫生规划,社会医疗需求情况,以及医院的医疗资源状况,在医院工作总体计划下,制订医疗计划,分为长远的目标计划和近期的执行计划。计划内容主要包括医疗规模和数量、质量要求,医疗业务技术的发展计划和目标,规章制度的建设,医疗资源的调配与开发,以及需要重点解决的现实问题等。应将计划逐项评估并落实到各系统、各环节、各科室,建立相应的检查反馈制度。

(二)合理组织医疗技术力量

根据医疗管理计划的目标与任务规定,合理组织医疗技术力量,主要内容包括医疗组织机构的设置和调整,医疗技术人员的配备、组合与调度,医疗技术人员的调整与排班,健全医疗指挥系统及精干高效的职能部门规划,健全科室的医疗班子配置。通过以上措施手段,使医疗技术力量的工作效率与效能得到充分发挥,产生最佳的整体效应。

(三)制订各项医疗规章制度

医疗规章制度的制订要依据国家和上级部门颁布的有关法规与要求,遵循医疗活动规律和医疗管理原则,反映医学科学技术,尤其是临床医学的发展趋势。要从有利于提高医疗技术水平和质量水平,提高医疗资源的效益角度出发,科学地制订本医院范围所需的规章制度,主要包括以责任制为中心的医疗管理制度、各级人员职责、各种诊疗常规、各项技术操作规范,与医疗工作相关的报告、会议制度等。

(四)做好医疗活动中的调控

医疗活动的变量多,且许多突发因素难以预测,这就要求管理者必须做好医疗活动中的调控。这项经常性任务的目的在于使医疗系统的活动处于应有的顺畅状态,保持常规运行又能随机处置。医疗活动的调控是多方面的、多环节的,主要包括以下 8 个方面。

(1) 社会对医疗需求的增加而进行工作量的调度与分配。

(2) 医疗任务量扩大或医疗机构改革对技术人员的再组合。

(3) 医疗技术发展或新学科的建立要求业务科室再调整、业务发展方向再确定。

(4) 开展新技术项目的合作攻关及互相支援。

(5) 由于医疗业务工作或某项医疗活动必须加强科室间、部门间的协作。

(6) 危重患者的多科联合共管共治。

(7) 完成某项临时性任务的人力、物力应急性调配。

(8) 人际关系的调节等。

对于诊疗工作中常发生不协调的环节,如急诊患者的诊疗工作、难以确定属于某学科的患者住院等问题,应该充分掌握真实情况,摸准其规律性,经科室领导的共同讨论,制定出相应的协调合作制度,使之处于顺畅运行中。调控工作是经常的、大量的,因此应当建立如病例会诊制度、病例讨论制度、联合查房制度、医护交接班制度、执行医嘱制度,以及一些专项工作的协调会、工作会议等一系列相应的制度。

(五) 检查评审医疗过程与效果

医疗评审在医疗管理中的重要作用,使之成为科学的医疗管理的重要标志。检查评审医疗活动,首先应建立相应的数量、质量指标系统,统一标准,形成检查评审的制度。许多检查评估是贯穿医疗活动的,如检验的质控检查、医院感染的检查与评定等,有时则须定期检查。不仅要对终末的效果进行评定,还应对医疗活动进行过程的检查与评审。现在,医院分级管理制度的实施,使对医疗质量与水平的检查与评审系统化,成为医院医疗活动评审的基本依据。

(六) 严抓医疗质量和医疗安全

医疗质量管理工作作为一项长期任务,需要从管理制度层面加强保障和约束。2016 年,国家卫计委以部门规章形式颁布施行《医疗质量管理办法》(简称为《办法》),通过顶层制度设计,进一步建立完善医疗质量管理长效工作机制,明确了医疗质量管理各项要求,促进医疗质量管理工作步入制度化、法治化管理轨道。《办法》将医疗机构及其医务人员应当严格遵守的,对保障医疗质量和患者安全具有重要的基础性作用的一系列制度凝练为 18 项医疗质量安全核心制度,分别为首诊负责制度、三级查房制度、会诊制度、分级护理制度、值班和交接班制度、疑难病例讨论制度、急危重患者抢救制度、术前讨论制度、死亡病例讨论制度、查对制度、手术安全核查制度、手术分级管理制度、新技术和新项目准入制度、危急值报告制度、病历管理制度、抗菌药物分级管理制度、临床用血审核制度、信息安全管理制度。各级各类医疗机构应根据《要点》和本院实际情况,制定完善本机构核心制度和相关配套文件,细化工作流程,加强对医务人员的培训、教育和考核,使核心制度真正融入诊疗活动,保障医疗质量安全,更好地维护人民群众健康权益。

三、医疗管理的基本内容

医疗管理是一项涉及面极广的管理工作,涵盖门诊、急诊、住院、医技、康复、重点患者等医疗工作全过程,以及人、财、物、时间、信息等各要素管理和控制。从广义上讲,医疗管理应包括医疗质量与医疗安全管理、医疗技术发展与应用管理、医疗费用控制管理、医院内感染性控制管理、医院药事和器材管理、医疗服务与流程管理等多项工作内容。这些工作既有自身的特点,又相互关联、相互交叉,使得医疗管理工作呈现更为复杂的特点。从狭义上讲,医疗管理的核心就是医疗质量管理,因为医疗质量管理是医院管理体系中最活跃、最复杂、最基础的内容,既是医疗管理的出发点和落脚点,也是医院的生命线,更是医院生存和发展的根本和原动力。因此,加强医疗管理最关键的就是强化医疗质量管理与控制。

(一)诊疗组织的管理

诊疗组织是医疗活动的组织保证。没有诊疗组织,医疗活动无从谈起。因此,加强诊疗组织的管理是医疗管理的重要基础性工作。住院诊疗组织是指对入院患者实施诊疗活动、发挥诊疗功能的组织设置及医疗技术人员能级结构方式。目前,我国综合性医院住院诊疗组织,通常由3部分构成一个完整的运行系统。①联络组织:设住院处,负责门、急诊与住院诊疗的联系,办理病人出、入院,安排调整床位、住院经济核算,协调解决住院中遇到的各项事务问题;②中心组织:由接纳患者住院并直接从事诊疗活动的病房组织及与诊疗活动直接相关的医疗技术科室组成;③支持组织:为住院诊疗活动正常进行提供药品、器械、设备、后勤生活供应等部门单位。

随着医学科学技术的进步、社会健康水平的提高,以及人群疾病谱的变化,医院的诊疗组织有了很大的发展和变革,呈现出日益专科化、专业化趋势,专系、专病诊疗的组织形式,医疗设施中心化和诊疗组织中心化,以及相应诊疗时空通道的便捷化方式越来越常见。因此,诊疗组织的管理在保证诊疗活动有序、稳定的同时,要适时更新完善。

（二）医疗技术的管理

医疗管理是一个具有强烈技术性特征的管理领域,医疗技术管理是它的中心环节。随着临床医学科学技术的巨大发展,医疗技术管理日益呈现精细化、综合化、系列化和实时化。这不仅要依靠医疗行政职能部门的管理,还要依赖大量的、普遍的各科室的管理,包括每个医务人员的自我管理。不仅要制订科学的医疗技术规范和技术常规,还应结合医疗业务技术的革新,实时开展具体管理实践。医疗技术管理的关键在于建立相关的质量标准及其管理检查制度。医疗技术的管理应与医院医疗技术的提高和发展同步。

（三）医疗安全管理

医疗工作的对象是人及人群,人命关天,这就决定了医疗安全管理成为医疗管理的基本内容,不可有丝毫的松懈。要针对产生医疗不安全的所有因素,如医源性因素、医疗技术因素、药源性因素、医院卫生学因素和组织管理因素,建立相应的管理对策和方法。关键在于医院全体人员树立医疗安全的观念,克服医疗不安全不可避免的思想,及时总结经验教训,防患于未然。因此,要从管理角度,持续对医务人员加强思想教育,特别是职业道德教育,帮助他们树立全心全意为人民服务的思想,养成良好的职业道德,不断改进服务态度,时刻把患者安危放在心上,建立"安全第一"的观点。同时,要有计划地对医务人员进行技术培训,首先是抓好基本功训练；严格规定和执行各级各类医疗技术人员的职责和技术操作范围；注意加强医院卫生学管理；及时总结医疗不安全的教训；加强对易发生医疗风险事故的环节、时节的管理。医疗安全管理不仅是医疗行政职能部门的职责,政治部门、后勤保障部门都责无旁贷,医院领导者更应将其时刻放在心上。

第二节　医疗工作管理的挑战及问题

医院是我国最重要的基层医疗力量单位,其医疗管理水平在很大程度上决定了我国整体健康促进水平,对于保障人民群众健康、维护社会稳定具有重要意义和重大价值。当前,我国大部分医疗机构医疗管理工作平稳向好,为维护人民健康做出了突出贡献,特别是在社会面临重大突发公共卫生事件的应对过程中,医院发挥了中流砥柱的作用。但是我们依然不能忽视当前在很多医院的医疗管理中还存在的一些共性问题,这些问题在很大程度上阻碍了医院发挥应有的社会作用。因此,医院的管理人员应当强化伦理责任意识,对医疗管理中存在的问题认真分析,并在此基础上制定科学的应对策略,进而有效促进医院医疗管理水平的提升。

医疗质量是医院发展的"生命线"。从"以患者为中心,提高医疗服务质量"为主题的医院管理年,到以"服务好、质量好、医德好,群众满意"为目标的"三好一满意"活动,再到当前正在深入开展的"进一步改善医疗服务行动计划"等国家卫生健康委部署的重大专项活动中,医疗质量管理均被摆在突出地位。2018年8月,国务院办公厅印发的《关于改革完善医疗卫生行业综合监管制度的指导意见》对新时代医院医疗质量管理工作提出了更高要求。一手抓公立医院改革、一手抓改善医疗服务质量,符合伦理要求做好管理实践已成为医院管理工作的新常态。

一、我国医疗管理安全形势仍面临较大挑战

(一)重大医疗安全事件仍频繁发生

2016年以来,国内接连发生多起在全国范围内产生较大负面影响、问题严重的医疗安全管理事件。如因医疗机构科室管理混乱、违规应用医疗技术和百度医疗广告竞价排名导致的"魏则西事件";陕西商洛市镇安县医院血液透析患者发生丙肝暴发疫情事件;河南漯河市中心医院医务人员执行院前急救任务处置不当事件;浙江省中医院一名技术人员因违反"一人一管一抛弃"操作规程造成患者群体性艾滋病感染事件等。这些事件经新闻媒体广泛曝光,对医疗卫生行业和医务人员形象造成了严重的负面影响,对构建医患信任关系及医患和谐关系产生了极为不利的影响,也在很大程度上受到了医学伦理专家的质疑。类似事件暴露了医疗机构存在的医疗管理安全隐患,给政府卫生行政部门和医院医疗质量管理人员敲响了警钟。虽然《柳叶刀》杂志报道我国医疗质量水平国际排名大幅提高,从1990年的第110位进步到了2016年的第48位,但类似事件暴露出的医疗质量安全问题不容忽视。

(二)医疗安全隐患仍较突出

随着分级诊疗制度建设不断深入推进以及社会办医的蓬勃发展,医师多点执业的逐步放开,患者就医地点选择更多样化,县医院和民营医疗机构患者人数增多。然而,基层和民营医疗机构与三级医院相比,医疗管理和技术服务

能力参差不齐,在专业人才、诊疗技术、检查检验设施设备未充分满足的情况下,门诊、急诊、住院诊疗服务量增加的同时,医疗质量安全隐患随之增加。《2019年国家医疗服务与质量安全报告》指出:医疗质量安全仍有薄弱环节,特别是基层医院和民营医院仍需提升。例如住院患者的手术并发症、待产妇在产程和分娩期间的并发症、植入物的并发症仍是突出问题,这些问题暴露了各医疗机构在医疗质量管理过程中的诸多不足。

(三)人民群众对高水平医疗服务需求与现实水平的矛盾凸显

随着经济社会发展和人民生活水平不断提高,人民群众对生命质量和健康安全的追求更加迫切,不但要求看得上病、看得好病,还希望看病更舒心、服务更体贴。但是,实际医疗服务质量和水平距离人民群众的期待还有较大距离。从宏观角度来看,当前我国优质医疗卫生资源总量不足且配置不均衡,基层医疗卫生服务能力较弱,部分医院规模扩张后优质医疗资源不足,因医疗技术导致的医疗质量安全问题增多。从微观角度来看,个别医疗机构不重视最根本的"三基三严"训练,部分医务人员基本功不扎实,无法保障最基础的医疗质量;一些医院不重视医疗核心制度的培训和落实,部分医务人员对应知应会的法律法规不熟悉或不重视。个别医院漏诊、误诊时有发生,手术并发症居高不下,医疗纠纷和医疗事故仍频繁发生。有的医疗机构或医务人员医德医风有问题,违规诊疗、乱开大处方,严重破坏医患信任和医患和谐关系。一些医院医生工作负荷较重,仅注重技术服务,忽视人文关怀等。

二、我国医疗质量管理存在的主要问题

(一)医务人员医疗质量管理意识淡薄

当前医院医疗质量管理过程中存在一个较为普遍的问题,就是医护人员对此缺乏重视,许多医护人员在涉及医疗质量管理相关工作中缺乏对医疗质量进行监控的意识,这种意识上的淡薄使医院在进行质量管理时很容易出现问题。许多医院的医务人员在进行日常管理工作中将医疗质量管理划分给医院的职能部门进行管辖和监督,这就使得医院内部的管理与实际工作存在一定的脱节。医护人员缺乏自身工作与医院医疗质量管理水平的关联性认识。在日常工作中一旦发生医疗质量缺陷,很多医护人员不愿主动去寻找造成缺陷的原因或影响因素,不能提出科学合理的解决方式而是推卸责任,这是当前医患之间矛盾冲突不断加剧的原因之一,医护人员缺乏与患者之间的良性互

动,也不愿意积极主动地与患者进行沟通和交流。近年来重大医疗质量安全事故频发,很多是因为医疗技术不断发展的同时却很难做到对医疗质量的科学管理。例如,浙江省中医院出现过由于医疗质量管理漏洞造成的严重社会问题,由于技术人员违反了"一人一管一抛弃"的医疗操作规范而造成大量患者群体的艾滋病感染事件。这些由于缺乏科学有效的医疗质量管理工作造成的医疗安全事件极大地影响了国内医疗卫生行业的形象,使得医患之间的信任和联系越发困难。

（二）医疗质量管理制度落实不到位

当前,国内许多医院在进行医疗质量管理的过程中存在一个较为突出的问题,就是缺乏科学合理的医疗质量管理制度,这种制度上的缺乏和不完善使得在进行医疗操作的过程中很容易出现重复性的质量缺陷。许多医院在进行医疗质量管理的过程中,手段和方法都较为落后,没有及时根据当前社会发展的变化进行调整。国内医院在进行医疗管理信息化的过程中水平参差不齐,经常会出现三级质控体系尤其是科室质控层面薄弱的问题,导致医院在进行医疗质量管理时,质量和效率偏低。大部分医院医疗的质量管理仍以事后监管、终末质量控制为主,未能建立实时医疗质量控制信息化监管平台,未能充分运用科学管理方法和工具以及现代质量管理的理念和方法进行医疗质量监管,如全面质量管理（TQC）、质量环（PDCA循环）、品管圈（QCC）、疾病诊断相关组（DRGs）绩效评价、单病种管理、临床路径管理等。

（三）医疗质量管理力度不足

当前许多医院在进行医疗质量管理的过程中存在质量管理不到位的情况,这与医院缺乏医疗质量管理的评价体系有着非常密切的联系。医院内部的管理人员缺乏与时俱进的医疗质量管理理念,在进行质量管理时,管理手段和方法也较为简单,仅仅通过终末的考核指标对医护人员的工作质量进行评估,缺乏对医疗质量管理的科学掌控和有效监控,使得在进行医疗管理时很容易出现疏忽和漏洞。当前,许多医院在进行质量评价管理的过程中更关注质量评价方法,而缺少对质量管理环节的重视。在进行医疗质量评价的过程中必须及时对医护人员的实际操作和后续处理进行管理,只有切实了解当前医院的医疗质量现状和变化趋势,才能真正实现医疗质量管理的不断创新和发展。相比于国外更加成熟的医疗评价,国内的医疗质量评价体系还存在一定的不足,其体系和指标过于粗放,缺乏一定的科学性和完整性。

第三节 医疗工作管理伦理原则

一、患者利益至上

患者利益至上是医疗管理伦理原则的基础和核心,换言之,医院医疗管理的一切目的和结果都是为了维护患者的利益,包括生命利益、健康利益等。患者利益至上的原则就要求医院管理者在一系列的管理实践中做到"以患者为中心"。

"以患者为中心"体现的是医患之间平等、尊重、沟通与互动的协作模式,它的积极效应是医患之间良好的协调关系。医务工作者在重视疾病的诊断、治疗的同时,还必须注重患者的发病与患病的经历,进一步了解患者的内心感受,尤其是对疾病的担心与恐惧、疾病对机体与身心功能的影响、对治疗方案的期望等。要让患者充分知情,积极参与;对患者的愿望和需求准确迅速地给予应答;积极为患者提供咨询与帮助;维护患者的尊严;鼓励患者及时反馈治疗信息并认真听取他们的意见;对于治疗过程中可能出现的不良症状坦诚相告,将"以患者为中心"的医疗服务模式的实质内容落实在临床实践当中。

20世纪70年代中期,K. Balint博士等人提出了"以患者为中心"的医疗服务模式(patient centered medicine)。与"以疾病为中心"的传统医疗服务模式相比,"以患者为中心"的医疗服务模式具有明显的时代与人文特点。到1988年,Picker机构联合其以患者为中心医疗项目组开始研究"以患者为中心医疗服务"的具体定义。他们定义了"以患者为中心"医疗服务所涉及的8个必要方面,包括就医途径、尊重患者的价值观和偏好、沟通和患者教育、医疗服务的协调、情感及心理上的支持、生理上舒适感的支持、家人和朋友的参与、出院和后续治疗转换的准备。几十年来,医疗服务的发展经历了从"以疾病为中心"的传统医疗服务模式到"以患者为中心"的新型医疗服务模式的转变,并成为一种发展趋势。

目前,在美国普遍定义上的"以患者为中心医疗服务"是由以患者为中心的医疗研究所(Institute for Patient-and Family-Centered Care,IPFCC)提出的,它将Picker机构的8个方面浓缩成4个核心概念。

1. 维护患者尊严和尊重患者　医护人员要听取患者及家属的观点并尊

重患者及患者家属的选择,患者和家属的知识范围、价值观、信仰和文化背景都应在提供医疗服务时被考虑到。

2. 信息共享　　在整个治疗过程中,医护人员应与患者本人和患者家属共享完整的、无偏倚的信息,并使用患者及患者家属能够理解的语言(非专业术语),确保患者和家属接收到及时、完整和准确的信息,以便有效地参与医疗决策。

3. 让患者和家属共同参与治疗过程　　鼓励并支持患者和患者家属参与整个治疗过程,并在他们所选择的范围参与医疗决策。

4. 患者、家庭、医护人员和医院管理者共同合作　　患者、家庭、医护人员和医院管理者应该成为一个团队,共同对医疗服务进行改进,患者和家庭也是医院管理和医院流程改进的共同参与者。

医院的主要业务是医疗,是以患有不同程度疾病的人,即以在精神上、心理上相对脆弱的人为服务对象的,医院应该以救死扶伤为己任。现在,患者的心理、社会需求不但表现得多元化,而且呈现出多层次。患者的医疗保健需求日益增长,而且期望值也不断提高。医生在对患者进行诊治的过程中,需要对患者进行全面的了解,不但要了解患者的发病或患病过程对患者的影响,还需要进一步了解患者的个人生活习惯与社会环境等,包括了解个人的生命周期及生活背景。个人的生命周期又包括个人发展和家庭发展周期的不同阶段;而生活背景则包括他们的家人情况、文化背景和医疗保障制度。患者来就医的最终目的是治好病或治疗效果好转,如果没有达到这个目的,患者及家属又不能正确理解医学的有限性,医患关系必然受到影响,甚至引发医疗纠纷。

"一切为了患者,为了一切患者,为了患者的一切"是医学的目的与宗旨,体现了医学人文关怀的本质,使患者及家属产生良好的心理效应,有助于医疗效果的提高。医务工作者的高尚情操、一丝不苟的敬业精神,会使患者在情感上得到安慰,品德上得到熏陶,精神上得到鼓励,因疾病而导致的郁闷心情会有所缓解,从而积极配合医务工作者的精心诊治。患者受到医务工作者无微不至的照料、医治,会对医院、医务工作者怀有深深的感激之情,对医院产生信赖,他们及亲属、朋友就会把这种信息带回社会,形成良性循环的效果,社会风气也将受到积极的影响,百姓对医院的信任程度也会相应提高,医院自身也会得到发展。一方面,医疗行业是社会文明的"窗口";另一方面,医院作为经营实体,医疗服务质量不仅关系到患者身心康复,也关系到医院自身的生存与发展。因此,医院的服务模式从"以疾病为中心"转变为"以患者为中心",具有划时代的意义。

二、社会效益优先

效益是管理的根本目的。经济效益是医院在激烈市场竞争中得以生存和发展的基础,社会效益是医院的职责义务,也是医院的社会信誉、人文品牌,蕴含着无价的效应。医院经济效益和社会效益是辩证统一的关系,两者有不可分割的内在联系,既互相促进,又互相影响,经济效益是社会效益的基础,社会效益是经济效益的重要条件。社会效益好,患者信任度高,患者多,必将带来医院经济效益的增长;反之,经济效益好,可以加快医院发展及提高医疗服务水平,又进一步提高医院社会效益。在医院的经营管理过程中,应把经济效益和社会效益有机结合起来,必须始终坚持社会效益优先,兼顾经济效益的原则。

讲经济效益,必须转变经济增长方式,在降低门诊人次费用和住院床日费用的前提下,不断拓宽服务领域,扩大服务需求,让更多的老百姓能够享受到费用低、服务好的医疗服务,要通过增加医疗服务总量,实现医院经济效益的增长。医院的发展不能完全实行市场化,管理不能商业化,服务不能商品化。公立医院是带有社会福利性质的非营利性机构,要履行社会职责,体现社会公平,体现党和政府形象。不管改革还是发展,都要自始至终贯彻为人民服务的宗旨。社会效益是指医院在为社会提供医疗服务过程中,合理利用有限的卫生资源,优质、低耗、高效、快捷地为社会提供物化的医疗服务产品,最大限度地提高社会整体人群的健康水平和生命质量。我国卫生体制改革的总体目标是要求医院用比较低廉的费用提供比较优质的医疗服务,不断满足人民群众对基本医疗服务的需求。我国医疗服务是政府实行一定福利政策的社会公益事业,公立医院承担着为群众提供基本医疗服务和公共卫生的社会责任,是政府的服务型窗口行业,要体现社会公平,始终将社会效益放在首位。

经济转型期带给医院管理者的最大变化就是经济效益观念的增强,但一些医院在经济利益驱动下,办院指导思想发生了偏差,出现盲目扩大规模,忽视内涵建设,过度追求经济效益,淡化社会效益的倾向。在处理社会效益和经济效益关系时,必须始终坚持社会效益优先的原则,两者不能本末倒置。医疗机构必须杜绝单纯追求经济效益而损害患者利益的做法,真正做到一切"以患者为中心"。

(杜 萍)

第七章　护理管理伦理

案例导读

护士在打赢新冠肺炎疫情防控阻击战中发挥重要作用

2020年5·12国际护士节到来之际,中共中央总书记、国家主席、中央军委主席习近平代表党中央,向全国广大护士致以节日祝贺和诚挚慰问。指出广大护士为打赢中国疫情防控阻击战、保障各国人民生命安全和身体健康做出重要贡献。强调要关心爱护广大护士,把加强护士队伍建设作为卫生健康事业发展重要的基础工作来抓。

2020年是不平凡的一年,新冠肺炎疫情是新中国成立以来发生的传播速度最快、感染范围最广、防控难度最大的一次重大突发公共卫生事件。疫情发生后,广大护士积极响应党中央号召,白衣执甲,逆行出征,英勇无畏地投入疫情防控第一线,在打赢新冠肺炎疫情防控阻击战中做出了重要贡献。按照党中央、国务院决策部署,全国共调派4.2万名医务人员驰援湖北省,其中护士2.86万名,占比近70%,在援鄂救治新冠肺炎工作中发挥重要作用。广大护士始终坚持把人民群众生命安全和身体健康放在第一位。无论在重症监护病区、发热门诊还是方舱医院,都可以看到她(他)们忙碌的身影,既为患者提供医疗护理,还承担着患者的生活护理、心理安慰、精神支持等,任务非常繁重。广大护士在救治危重症患者、增进救治效果、提高治愈率和降低病亡率等方面做出突出贡献,用实际行动彰显了敬畏生命、救死扶伤、甘于奉献、大爱无疆的崇高精神。

引自:http://news.cnwest.com/tianxia/a/2020/05/12/18741529.html

护理工作是卫生健康事业的重要组成部分,对实施健康中国建设、提高全民健康水平具有重要意义。广大护士是医疗卫生战线的重要力量,在保护生命、防病治病、减轻病痛、增进健康方面发挥着不可替代的重要作用。无论是在日常的医疗护理工作中,还是在面对重大传染病威胁、抗击重大自然灾害的关键时刻,广大护士都临危不惧、勇往直前,忠诚地履行救死扶伤、服务人民的重要职责。

第一节　护理管理伦理概述

随着"生物-心理-社会"医学模式的发展,"以患者为中心"的整体护理应运而生,它摒弃了过去只从生物人的角度提供护理服务的方式,护理工作的内涵不断深化,外延逐渐扩大,以进一步达到为全人类健康服务的目标。护理工作已经从单一的生理护理转向为心理护理和康复护理相结合的全方位护理;从单纯的疾病护理转向以人的健康为中心的预防保健护理;从局限的医院内护理扩大到社区护理;从简单地执行医嘱转向对患者进行评估,实施整体护理。所有这些护理实践的新变化对护理管理工作提出了更高的要求,管理者不仅需要科学的管理方法,还需要适应学科发展的管理理念。护理学不仅仅是为人类健康服务的生命科学,它还具有鲜明的社会服务性。在这种形势需求下,将伦理原则引入护理管理既是护理学科发展的客观要求,也是管理人员完善其管理理论的主观愿望。

一、护理管理的含义

(一) 相关概念

1. **护理**　2003 年,美国护士学会(American Nurses Association, ANA)对护理(nursing)的定义是:护理是通过诊断和处理人类的反应来保护、促进、优化健康和能力,预防疾病和损伤,减轻痛苦,并为受照护的个体、家庭、社区及特定人群代言。

2. **护理管理**　世界卫生组织(WHO)对护理管理(nursing management)的定义是:为了提高人民的健康水平,系统地利用护士的潜在能力和其他相关人员、设备、环境和社会活动的过程。护理管理是促使护理人员保持良好护理品质的工作过程,也是一门艺术,需要每个管理者给予精心雕琢,方能达到预期效果,真正体现其价值。护理管理工作包括对护理工作的诸多要素,如人、财、物、时间、信息等进行科学地计划、组织、领导、控制,以便使护理系统实现最优运转,为服务对象提供最优质的服务。护理管理质量的好坏,代表了一个医院的管理工作质量和水平。

3. 护理管理者　护理管理者(nursing manager)是从事护理管理活动的人或者人群的总称,具体是指为了实现组织目标而负责对护理资源进行计划、组织、领导和控制的护理人员。护理管理者在协调护理工作、进行护理质量管理和监控、培养护理人才、提升护士业务水平和素质方面发挥着重要的作用。因此,对护理管理者的基本要求包括:①具备临床护理实践和管理经验,能够全面履行管理者角色所固有的责任;②掌握临床护理管理实践领域必备的知识和技能,如管理知识体系、管理程序、护理工作相关的法律法规、护理伦理知识、护理人员的评价和结果测评等。

(二) 护理管理的内容

护理管理工作的内容按照护理管理的职能可以分为8大类:①护理业务技术管理。包括基础护理管理、专科护理管理、护理技术管理等,是护理管理的基本内容。②护理质量管理,包括护理质量体系、护理质量标准化、护理质量评价等,是护理管理的核心。③护理制度管理,包括制度的制定、实施、考核、检查和修订,执行制度的相关规定与政策、约束机制和保证制度实施的措施,是护理管理法制化的体现。④护理组织管理,包括护理管理人员对护理人员的分工、配置、调动和晋升,护理组织体制等。⑤护理科研管理,包括护理科研政策、制定护理科研规划、推荐护理科研工作进行的各项保证措施等。⑥护理教育管理,包括在校护理生见习与实习、接受他院护士进修、组织本院在职护士继续教育培训等。⑦护理预防管理,包括开展家庭护理服务、护理健康教育、社区护理服务等。⑧护士长的管理,护理部做好对护士长的管理是完成上述所有护理管理工作的基础和重要保证,是护理管理工作的重要内容。护理业务技术管理、护理质量管理、护理制度管理和护理组织管理是医院护理管理工作的核心内容。

二、我国护理管理工作面临的挑战

随着社会人口老龄化速度的加快、疾病谱的变化和社会经济的发展,人们更加关注自身的健康问题,对医疗卫生保健工作提出了更高的要求。因此,我国的护理管理事业也面临着一些挑战。

(一)社会环境变迁的挑战

1. **人口结构和疾病谱变化的影响**　我国人口老龄化程度不断加快,中国目前已经是世界上老年人口最多的国家。老年人口的不断增加,带来的是慢性病、常见病、老年病的高发,人们对老年护理、康复护理的需求日益增多。同时,由于我国二孩政策的实施,近年来新出生人口也在逐渐增加,对妇幼保健、生殖健康的护理服务需求也日益增多,并提出了更高的要求。因此,护理管理者必须制定与人民群众需求相适应的护理战略目标,发展适合我国国情的护理管理模式,提供能够满足人们需求的护理服务。

2. **信息化时代的影响**　网络技术、云计算、大数据等信息化技术的快速发展,为优化医疗护理服务流程、收集健康信息、提高护理工作效率提供了有利条件。临床护理工作中的新型移动护理设备、电子技术层出不穷,推动了护理服务模式和管理模式的转变。护理管理者需要运用先进的信息化技术对资源进行优化配置,建立新型护理服务模式并持续改进。

3. **市场经济的影响**　随着社会主义市场经济的快速发展,许多医疗卫生事业单位引入了竞争、经营和经济价值观,优胜劣汰,以满足人们日益增长的医疗卫生保健需求。市场经济促进了医疗卫生保健事业的发展,但由于经济利益的驱使,一些人的思想与价值观念可能发生变化,淡化了全心全意为人民健康服务的理念,医患矛盾随之凸显。纵观医学的发展过程,医学的目的已经从"治愈"渐渐转向了"健康照护""预防保健",服务对象面向全社会人群。在这个转变过程中,护理的重要性日益突出,护理人员需要参与到全面健康活动中,指导人们矫正不当的生活习惯和方式,加强健康教育,提高民众的自我保护、预防疾病的意识,护理人员需要具备相关的社会学、伦理学、健康教育、心理学、人际沟通等方面的知识,才能够承担此历史重任。

(二)护理学科发展的挑战

1. **护理教育的发展**　护理学是维护人类身心健康的一门应用型学科。近些年,护理学的内涵在护理实践中不断地发展和变化,核心概念、护理理念、知识体系、工作定位进一步明确和丰富。2011年,护理学成为国家一级学科,进一步促进了护理教育教学改革力度。随后一些医学院校设立了护理学博士后流动站,更加注重以社会需求和实践为导向的人才培养目标,以培养专业和科研能力并重的实用性护理人才为目标。护理教育的发展对护理管理工作提出了更高的要求,具有丰富的临床护理经验的护理管理者是护理教育改革和学科体系构建队伍中不可或缺的重要力量。与发达国家相比,我国的护理管理者教育层次偏低,尤其是在欠发达地区,很多医院的护士长竞聘条件是学历只需要达到专科及以上学历,且很多人没有经过正规管理课程的培训,这也是阻碍我国护理管理水平提高的重要因素。近年来,该问题引起了卫生管理部门的重视,逐渐增设了学位教育和管理课程教育,进一步推动了"院校教育、毕业后教育、继续教育"3个阶段临床医学人才培养体系,使护理管理者面临着培训模式、绩效考核、轮转计划等一系列新问题。

2. *护理科研的发展* 护理学是一门应用型学科,内涵丰富、业务技术要求高,需要科学的理论与研究作为指导。近年来,我国护理科研工作有了明显的进步,随着护理教育的发展,护理人员学历层次不断提高,科研能力增强,开展了一系列诸如临床护理实践研究、护理经济研究、循证护理研究等工作,为临床护理实践提供了理论指导。但是由于我国的护理科研起步较晚,缺乏完善的护理科研管理体系和高素质的护理科研人员,研究问题和研究方法等在广度和深度上还存在较大的进步空间,具有学科特色的理论研究仍然相对滞后。因此,护理管理者应把握时机,善于发现新的有研究意义的护理问题,并且完善护理科研管理体系。另外,应结合所在单位护理人员的实际情况,开展护理科研能力提升分层培训。对共性问题进行集中培训,设立科研助理职位,对个性问题采用"传帮带"的方法,促进护理人员科研能力的整体提高,使大家在临床护理工作与管理工作中,能够用科学的证据来指导护理实践,加速护理学科的发展。

3. *临床护理实践的发展* 新时代来临,人们日益增长的医疗卫生保健需求使得医学模式发生了转变,对护理工作提出了更高的要求,护理模式由以"疾病为中心的"功能制护理转变为适合中国国情的"系统化整体护理"工作模式。临床护理工作的内容和形式日趋专业化和多样化,临床护理工作向专科化发展。近些年来,专科护士的培养和使用成为护理管理者的重要关注点。专科护士的培养日渐增多并细化,许多省市医院进行了骨科专科护士、麻醉专科护士、心血管内科专科护士、糖尿病专科护士、肿瘤科专科护士、PICC专科护士等的培养与考核,一些医院设立了专科护士门诊。但是,目前国内部分医院还存在对专科护士"重培训、轻使用"的现象,许多专科护士在经过培训和考核后并没有在相应岗位上充分发挥她(他)们应有的作用。不断地探索专科护士的培养与使用策略,最大限度地激发专科护士的工作热情,是护理管理者需要关注的重点。

另外,近些年重大突发公共卫生事件的发生,对护理管理者提出了新的考验,如 2003 年的非典、2020 年危害全球的新冠肺炎。如何在短时间内快速做好疫情防控的护理管理,调配、培训护理人员,保证充足的医疗物资,多渠道、多方式地满足人民群众的医疗护理需求同时保护医务人员的职业安全,疫区和非疫区的护理应急管理,这些都对护理管理者提出了新的严峻的挑战。

第二节　护理管理实践困境及伦理原则

　　护理管理工作实践过程中面临的这些挑战,若不能很好地通过科学管理处置和解决,必将成为影响护理专业发展的最大障碍。现代管理学理论的发展已经使"科学管理""行为管理"走向"伦理管理",管理者运用伦理观念尊重员工的信念,约束员工的行为,挖掘员工的潜力。将管理学与医学伦理学有机结合,加强护理管理人员的道德修养,提升护理管理者工作水平,对提高护理管理水平和促进医院的发展都有着不可估量的作用。护理人员应以患者为中心,重视患者的各种需求,以护理质量为核心,运用护理程序的方法,使患者得到最优质的护理服务。护理管理与伦理结合不仅是护理学科发展的客观要求,也是护理管理人员完善其管理伦理的必经之路。

　　护理管理伦理是伦理道德在护理管理实践中的运用与体现,将患者作为临床护理工作的中心点和基点,结合伦理道德开展各项护理工作,建立完善的护理服务规章制度,提高护理管理人员的综合能力,提升临床护理人员的专业技术能力和伦理道德修养,彰显护理工作的以人为本。

一、护理质量管理实践困境及伦理原则

(一)护理质量管理概述

1. **概念**　护理质量管理(management of nursing quality)是指按照护理质量形成的过程和规律,对构成护理质量的各种要素进行计划、组织、协调和控制,以保证护理服务达到规定的标准和满足护理对象需求的活动过程,是护理管理工作的核心。

2. **护理质量管理原则**

(1)以患者为中心:患者是护理服务的中心,护理服务的最终目的是满足患者的需求,使患者感到满意。因此,护理管理者在护理质量管理过程中,应该尊重患者的人格,根据患者的需求进行临床护理工作流程的设计、优化,制

定护理标准,时时为患者的利益着想,为其提供专业化服务。

(2) 坚持预防为主:护理质量管理必须坚持事前控制、以预防为主的原则,对护理质量的产生、形成和实现的全过程都给予充分的重视,"第一次就把事情做对",建立应急预案、采取预防措施,将质量问题消灭在萌芽状态,减少护理质量缺陷的发生,最大限度地维护患者的利益。

(3) 护理质量标准化:在护理质量管理工作中,建立健全护理质量各项管理规章制度、规范,使护理人员在日常护理工作中能够有章可循,有据可依,质量标准化是护理质量管理工作的基础。

(4) 以人为本,全员参与:尊重和重视每一个人,对护士进行培训和引导,增强质量意识,发挥每一个人的工作积极性和创造性,使每一个人都参与到护理质量管理工作中。

(5) 基于事实和数据:护理管理者做决策要基于真实有效的数据和真实的信息,根据所在单位的实际情况开展工作,避免依靠经验和直觉采取行为。对护理质量的要素、过程和结果进行分析和监控,用数据和事实说话,寻找内在规律,做出质量决策并采取行动。

(6) 持续改进:要满足人民群众不断增长和变化的医疗卫生保健需求,护理质量管理工作必须持续改进。在现有的服务水平上不断提高护理服务质量,护理管理者要有敏锐的洞察力、分析能力和不断发现问题、提出问题、解决问题的能力。

3. 护理质量管理的任务 建立质量管理体系;进行质量教育;制定和更新护理质量标准;进行全面质量控制;评价和持续改进护理质量。

(二) 护理质量管理实践困境

护理工作以患者为中心,一切从患者出发,提高护理质量是护理管理工作的根本任务,也是医院医疗质量的重要保证。近年来,我国的护理管理工作进行了不断的实践和研究,但是在实际运作过程中,还是存在一些问题。首先,目前我国医院的护理质量管理指标,尤其是护理质量评价工作,还是以终末质量标准为主。如急救物品准备完好率、护理文件书写完好率,缺乏对环节质量的控制。护理质量管理的目标是"零缺陷",护理质量管理应当坚持预防为主,因此质量控制的重点应该放在环节质量的控制上。其次,忽视护理人员的参与,过分追求考核结果。在很多医院或科室,护理质量控制成为一种考核手段,质量控制变成了质量检查,使一线护理人员对护理质量管理产生了抵触情绪,从而降低了其工作的积极性,不利于护理质量的提高。再次,护理质量管理重规范、轻人性化。部分护理管理者的管理理念陈旧,忽略患者和下属护理人员的需求与感受,片面地强调护理工作的规范化和标准化,所制定的护理质控措施和护理管理制度尚未做到紧贴临床实际。一篇对全国医院护士工作状态的调查分析的文献显示,护士的压力源结构与之前的研究相比发生了变化,"上级的各项检查"成为护士的首位压力源。护理工作中频繁的质量检查、考核,不利于调动一线护理人员的工作积极性和护理质量的提升。

(三) 护理质量管理伦理原则

1. 一线护理人员主体原则　护理管理人员应当认识到临床一线护理人员是护理质量控制的主体,通过对护理人员进行培训和教育,使其了解护理质量控制的重要性,鼓励护理人员全员参与到管理工作中,重视对护理行为的评价,使护理人员产生主动持续改进的意愿。这样才能最终提高护理质量。

2. 公平原则　护理质量管理应遵循公平原则,护理质量控制的标准公开透明化,对所有护理人员一视同仁,赏罚分明。切忌将护理质量管理变成质量检查,针对个别护理人员进行苛刻的惩罚。应使护理人员自愿参与护理质量管理工作,发挥其主观能动性和创造性,从而提高护理管理质量。

3. 以人为本原则　护理质量管理以患者为中心,以患者为本,尊重患者的需求,一切护理质量控制标准都是从患者的实际需要出发的,重点放在护理质量形成过程上。同时护理管理者也要以护理人员为本,制定护理质量控制标准时也要考虑护理人员的需求,尊重护理人员,调动护理人员参与质量控制工作的积极性,从而更有利于患者得到高质量的护理服务。

二、护理经济管理实践困境及伦理原则

(一) 护理经济管理概述

1. 概念　护理经济管理(nursing economy management)是护理管理者为了实现预定的护理经济目标,对护理经济活动进行的规划、组织、协调、指挥和监督等活动。

2. 护理经济管理的内容　护理服务供需平衡、护理服务市场的拓展、护理服务机构的经营、护理服务资源的开发和利用,护理服务的经济学评价等。涉及多元化的护理需求研究、系统化的护理成本核算、多层次的护理市场开发、企业化的护理经营模式等。

(二) 护理经济管理实践困境

1. 护理经济研究起步迟、发展滞后　我国护理经济管理起步较晚,虽然

对护理效益、护理成本核算等进行了相关研究,但与国外相比,我国目前仍没有独立的护理经济研究机构,护理管理人员没有经过正规的经济管理培训,经济管理意识较淡薄。因此护理经济研究的内容有限,特别是对护理间接成本的核算较少,一些护理劳动价值没有得到体现,存在使用价值与价值研究分离、护理社会效益与经济效益研究分离的问题,也挫伤了护理人员的工作积极性。

2. 护理成本核算与价格不对等　我国护理成本核算和护理服务价格不对等,例如需要一级护理的患者,护士需要每 30~60 分钟巡视一次,密切观察患者生命体征的变化,掌握患者的病情和治疗情况,为患者擦身、更换体位、洗头剪指甲、做口腔护理、会阴护理等。面对这样的工作量,一些医院起初收费仅为每天十几元,后来增至 20~30 元。护士为患者进行静脉穿刺,仅收 6 元钱的输液材料费。护理服务的价值没有得到合理的体现,严重挫伤护士的积极性,觉得自己的劳动服务没有价值。

3. 护理人员经济行为失范　随着市场经济的发展,医院的生存方式发生了改变,医院的市场化特征也越来越明显。医院管理者不仅注重医疗服务所带来的社会效益,也注重医院所产生的经济效益。管理者对医务人员的期待不仅仅是创造更多的社会价值,还包括更多的经济效益。有些医护人员为了获得更多的经济效益,出现了一些非必要的、诱导患者额外需求的经济行为,护患之间本来面对疾病而形成的利益一致性关系由于经济问题的插足而出现"裂痕",这对护理人员和患者双方、医护人员在社会舆论中的评价都是有害无益的。

(三)护理经济管理伦理原则

1. 以患者为中心原则　患者的利益高于一切,这也是伦理学中人道主义的基本观念的体现。在维护患者利益的前提下,兼顾医务人员的利益,坚决反对以损害患者的利益来换取医院和医务人员的利益。护理经济管理是医院经济管理的重要组成部分,在护理经济管理工作中要遵守医疗道德基本准则,按照资源消耗最少、经济效益最佳原则,在保证患者利益最大化的前提下,以最少的资源消耗获得最大的社会效益和经济效益。

2. 以人为本原则　护理管理者在管理活动中要做到以人为本,不仅要以患者为本,考虑患者的利益,还要以下属的护理人员为本,考虑护理人员的需求,尊重护理人员的劳动价值,在进行护理成本核算时既要考虑直接护理成本,也要考虑未直接体现的间接护理成本,并进行合理核算、定价。要使护理人员觉得自己的劳动和服务有价值、被尊重,避免因为觉得护理服务价值的货币表现没有得到满足而诱导患者产生额外需求,这也有利于提高护理人员的工作积极性和创新性。

三、护理人力资源管理实践困境及伦理原则

(一)护理人力资源管理概述

1. 概念　护理人力资源管理(nursing human recourse management)是护理组织对护士的有效管理和使用的思想和行为,就是发现护理人力、投入力量"开采"和"利用"护理人力,包括护理人员的录用、就业、人力配置、教育培训、激励等方面的内容。其内涵是通过一定的手段,调动护理人员的积极性,发挥其创造力,把护理人力资源由潜能转变为财富。

2. 护理人力资源管理的内容和特点　护理人力资源是医疗单位的重要战略性人力资源,护理人力资源管理的质量直接关系到医院人力资源的管理。护理人力资源管理包括对护理人力资源的获取、整合、调配、奖酬和开发等,具体内容有护理人力资源规划、护理工作分析、护理人力资源配置、护理人员招聘、护理人员的绩效考核、护理人员的薪酬管理、护理人员的开发与培训、护理人员职业生涯规划和劳动关系管理等9个方面。护理人力资源是护理资源中最重要的资源,具有以下特点。

(1)护理人力资源的培养周期长。需要长时间的培养,而且要满足不断变化的和日益提高的护理保健工作的需要,护理管理人员必须高瞻远瞩,用发展的、长远的目光来考虑和培养护理人力资源。

(2)护理人力资源的组合是复杂而且不断变化的。护理人员中不同学历、不同年资、不同职能的成员相互组合,共同完成任务。随着现代社会的发展,工作环境和条件的改变,要不断地变化和优化组合,才能更好地完成任务。

(3)护理人力资源是有思维有情感的资源。护理人力资源的管理和使用比其他资源要难得多,护理管理人员必须采取各种措施,最大限度地发挥每个成员和每个群体的积极性和创造性,用最小的投入,获得最大的收益。

(4)护理人力资源的管理是一个复杂的过程。护理人力资源的管理包括9个方面的内容,其中任何一个环节出了问题都会影响整个护理人力资源的开发,需要整个社会的重视和支持。

(二)护理人力资源管理实践困境

根据国家卫健委《2019中国卫生健康统计年鉴》显示,截至2018年12月31日,我国注册护士总数达到4 098 630人,医护比为1∶1.13。其中公立医院

注册护士人数为 3 192 474 人,每千人口注册护士数由 2015 年的 2.37 提高到 2.85,其中城市 5.08,农村 1.80。总的床护比为 1∶0.48。与前几年相比,虽然注册总人数攀升,医护比也在升高,但远没有达到 1∶2 的合理配置标准,说明注册护士总量仍存在较大缺口,护理人力资源配置紧张。

1. **护理人力资源配置不合理** 护理人力资源严重缺乏,是一个全球性问题。我国护士短缺现状更为严重,总的来说,我国注册护士人数配置不足,结构仍不合理。临床护士人力配置与护理质量密切相关,护理人力资源的配置是否科学合理,直接关系到患者的安全和护理质量,也关系到护理人员的工作满意度和身心健康。护理人力资源配置不足,结构不合理,从管理伦理的角度来分析,有两方面的伦理缺陷。

(1) 医学伦理道德要求将患者的利益放在首位,一切以患者为中心,患者的利益高于一切,医疗护理工作均应遵循对患者有利的原则。因为护理人员的配置不足,结构不合理,使护理人员整日忙于执行医嘱和完成各项治疗操作,无时间与患者进行良好的沟通,进行针对性的健康指导,不能及时了解患者的身心需要。年轻护士占大多数,学历及职称结构较低,工作经验不足,虽然富有活力,但没有形成合理的人才梯队结构。很多医院没有做到护士分层使用,不同能级的护士从事的工作或者待遇没有差异,打击了高能级护士的工作积极性。这些都不利于患者得到高质量的护理服务,与人道主义的医学伦理道德观念是相悖的。

(2) 护理人员配置数量的不足,导致在岗护理人员工作量增加,工作压力大。诸多研究者的调查发现,工作压力大是护士产生工作懈怠的首要因素,工作懈怠不仅会对护理人员的身心带来消极的影响,而且会因此导致工作效率的下降、辞职增加的现象。这些都会影响护理服务质量,最终损害患者利益。医疗服务遵循以人为本的原则,管理者同样要以员工的利益为本,护理人员的工作满意度低,如果不加以改进,这种情况会愈演愈烈,最终损害患者和护理人员的权益,阻碍医疗护理事业的发展。

2. **护理人力资源管理研究尚不成熟** 目前在护理人力资源配置、绩效考核等项目研究工作中存在缺陷。护理人力资源配置研究不成熟,很少考虑到患者的特点,对心理护理、健康教育这些项目时间的测定缺乏成熟的方法。护理人员分层配置研究少、护理人力资源配置与护理质量的关系也没有深入研究。对护士绩效考核指标缺乏多维度公平客观的标准。从伦理角度来看,这些研究的不成熟都会影响到患者以及护士的利益,违背伦理学的不伤害原则和有利原则。护士绩效评价工作不科学客观,就不能很好地对护士起到激励作用,影响护士的工作积极性,进而影响护理质量。而配置研究的不足,使得管理者不能科学地对护理人员进行配置,也会影响护理人员的工作积极性,进一步影响护理质量。

(三)护理人力资源管理伦理原则

1. 以人为目的　管理是"为了人而管理"。人类的一切管理活动,无论是调整人与自然的关系,还是调整人与人的关系,都是利用人来实现自身的发展,都是为了人与人类的利益,是"人为"和"为人"的统一。因此,作为手段价值的人和作为目的价值的人是统一的,但人作为目的这一点更为根本。

2. 尊重员工　要尊重人员的价值、尊严和权利、意志自由、独立的个性,要尊重人员的劳动和劳动成果。尊重人是人道精神的首要核心品质,同时也是对待人的基本态度,对人的尊重体现了人性与人类的尊严,是对人员地位、人格、工作的肯定。

3. 公正原则　在人力资源管理工作中,坚持"等利(害)交换"的基本伦理原则,制定和执行一系列合理的规章制度和办事程序,使管理者、员工和社会之间的相互关系处于均衡合理状态,来维持组织的稳定和秩序。我国古人认为"公则天下平矣,平得于公"。在西方,古希腊思想家们把公正视为和谐与秩序。公正的根本问题,是权利与义务的分配问题。公正是人力资源管理追求的基本目标,也是衡量管理是否合理的一个重要标准。没有公正就没有管理的公信力和凝聚力,也不可能形成内部规范的秩序。

第三节　各类护理人员管理的伦理要求

护理管理者加强自身的伦理道德修养,对各类护理人员应用伦理道德观念进行护理管理和教育,将伦理道德观念灌输给护理人员,作为其衡量自身行为的标准,使其深刻认识到自己的责任,可以使护士感受到无形的约束力和导向力,在工作中自觉地使自己的行为趋向共同的道德准则,从而引导整个护理组织向高质量护理迈进。

一、护理管理者自身管理伦理

护理管理者的伦理认知力是指管理者对护理伦理相关理论知识的认识、

理解和掌握的程度。提高管理者的伦理认知力,有利于开展管理工作。护理管理者必须充分了解护理伦理的基本原则、护士与患者的权利和义务等知识。护理管理者在工作中要体现以人为本原则,将患者的利益放在首位,以患者为中心,一切管理工作围绕患者能够得到优质护理服务展开。同时,作为一名管理者,也要以下属的护理人员为本,在保证患者利益的同时兼顾下属护理人员的利益,提供良好的工作环境,公平对待每一名护理人员,增加组织凝聚力。

二、临床护理人员的管理伦理

加强临床护理人员护理伦理修养,为患者提供优质护理服务。对护士进行护理道德培训,深入学习理解护士与患者的权利和义务,以及护理伦理的4个基本原则。以患者为中心,将患者的利益摆在第一位,尊重患者的生命、尊严、隐私和自主选择权;一切护理行为以不伤害患者利益为出发点,有利于患者的康复;公平对待每一位患者,合理分配医疗资源。培养临床护理人员尊重生命、慎独、乐于奉献的思想品质与职业道德素质,培养护士耐心、大度、热情、谦和的心理素质。弘扬不怕脏不怕累、自信、乐于助人、团结奋进、积极向上、互帮互学的思想观念和伦理文化精神。

三、新任护理人员管理伦理

护理人员应当对患者和医院怀有强烈的责任感,以极端负责任的态度开展护理工作。对患者"认真负责任"本身也是最基本的护理伦理规范。本着对患者负责的态度,新上岗护理人员应当在提升自身伦理修养的同时,注意提升自己的护理操作技能水平,勤于钻研与练习。伦理道德水平和操作技能水平都得到提高,才能真正为患者提供优质的护理服务。慎独精神强调在没有外在监督的情况下,仍然能够坚守自己的道德信念,自觉按照护理伦理的要求和规范行事。新上岗护理人员没有独立工作或者值班的经验,在无人陪同、无人监督的情况下,应当时刻发扬南丁格尔精神,把"慎独"精神贯穿于整个护理工作中。

四、护理科研人员管理伦理

护理科研人员的伦理道德修养是保障科研工作质量的重要前提。护理科研的根本目的是探索护理学科中能够帮助人们减轻痛苦、恢复健康、促进健康、预防疾病的方法和途径,为人类的健康服务。护理科研人员的科研动机纯正,才能够真正地为人类的健康做好事、做实事,才能不图名利、不计较得失,真正投入科研工作中。能否把解决人类的健康问题放在首位,是检验护理科研道德的金标准。在工作中必须时刻保持严肃、认真、谨慎的工作作风,严格要求自己,以严谨的科学方法探索护理学科的问题。实事求是,禁止凭主观臆断或者因为个人利益的需求而随意篡改、伪造数据或捏造科研成果。任何不严肃或者掺假的科研结果都可能会损伤患者的健康,甚至威胁患者的生命。

(李凤萍)

第八章　药事管理伦理

案例导读

智能化审方开启药事服务新篇章

2018年7月12日,医疗卫生信息化顶级盛会"CHIMA第22届学术年会"于贵阳国际生态会议中心隆重召开。木老仁康携最新一代智能化临床药学服务及管理系统——MINDS平台参加盛会,展示了临床数据在药学服务领域的最新应用成果。本次会议召开前2天,国家卫健委办公厅、国家中医药管理局办公室、中央军委后勤保障部办公厅3个部门联合印发《医疗机构处方审核规范》,明确要求二级以上医院、妇幼保健院和专科疾病防治机构所有处方均应当经审核通过后方可进入划价收费和调配环节。药师审方成为刚性要求。因此,携带"前置审方"大杀器的MINDS甫一亮相即"遭遇"围观。MINDS的前置审方功能不仅与《医疗机构处方审核规范》第八条"……通过信息系统为处方审核提供必要的信息,如电子处方,以及医学相关检查、检验学资料、现病史、既往史、用药史、过敏史等电子病历信息"的要求完美匹配,还显著超出客户预期。MINDS所构建的审方中心可以帮助药师根据权限、科室时段、问题类型、严重程度等多种审方过滤策略实时获得医生开立的处方/医嘱数据流,系统还会向药师全景式展示患者当前或跨科室诊疗数据、食物信息、历史就诊记录等数据,并自动挂接预审结果和详细说明的问题医嘱。审核标准更全面、审核要求更严格。不仅如此,MINDS毫秒级的审核速度使其在审核效率上也有卓越的表现。据悉,MINDS助力佛山市禅城中心医院通过了第六版的JCI认证,晋升到国际化精品医疗机构的行列,该医院也是全国首家通过第六版JCI标准的大型三甲综合性民营医院。

引自:https://www.cn-healthcare.com/article/20180716/content-505735.html

当前,我国药事管理在进一步加强,合理用药水平在逐步提升。同时,国家也在积极推进相关改革,国家卫健委于 2020 年 2 月 26 日印发了《关于加强医疗机构药事管理促进合理用药的意见》,以进一步加强医疗机构药事管理和药学服务,加大药品使用改革力度,全链条推进药品领域改革,提升医疗机构管理水平,促进合理用药,更好地保障人民健康。在以上案例中,MINDS 平台在药事管理中的应用,有助于医疗机构适应监管外因和管理内需的不断提升,借助信息技术升级传统的药事管理系统,提高现代医院药学管理和药学服务水平。

第一节 医院药事管理概述

医院药事管理是指医疗机构内以服务患者为中心,以临床药学为基础,促进临床科学、合理用药的药学技术服务和相关的药品管理工作,是由若干互相联系、互相制约的部门管理和药学专业管理构成的一个整体,它包含了对药品和其他物资的管理、对人的管理以及药品的经济管理等。

一、医院药事管理的组织与职责

医院药事管理是医疗工作的重要组成部分,医疗机构按照机构功能、任务、规模和临床工作需要,设立药事管理组织和药学部门。

(一)医院药事管理与药物治疗学委员会

《医疗机构药事管理规定》明确规定:二级以上医院应当设立药事管理与药物治疗学委员会;其他医疗机构应当成立药事管理与药物治疗学组。药事管理与药物治疗学委员会是医院药事管理和药品管理的监督权力机构,也是对医院药事各项重要问题做出决定的专业技术组织。应在主管、总监的领导下开展工作,办公室设在药剂科,日常工作由药剂科负责。

(二)药学部门机构设置与职责

药学部门是医院专业技术科室,在院长的领导下和医院药事管理与药物治疗学委员会(组)指导下,负责有关的药事管理和药学专业服务工作,并承担监督与推进相关药事法规落实的职责,开展以患者为中心,以合理用药为核心的临床药学指导,组织药师参与临床药物治疗,提供药学专业技术服务。

二、基本药物制度

为了推广合理用药,WHO 早在 1975 年就提出了"基本药物"的概念,1977 年在第 615 号技术报告中正式提出基本药物的概念。基本药物是能满足大部分人口卫生保健需要的药物,其主要特征是安全、必需、有效、价廉。展开来说,基本药物必须符合如下条件:①能够满足基本医疗卫生需求,避免贪新求贵;②剂型适宜,适合大多数患者临床使用,同时易于生产保存;③保证供应,即生产和配送企业有足够的数量满足群众用药需求;④价格合理,个人承受得起,国家负担得起,同时生产经营企业有合理的利润空间;⑤公众能够公平获得,基层能够配备,人人都享有平等获得的权利。这个界定说明基本药物遴选过程重视循证医学的原则,要求遴选过程透明、公正、科学,同时也内含了合理用药的要求。

中国国家基本药物制度是对基本药物目录制定、生产供应、采购配送、合理使用、价格管理、支付报销、质量监管、监测评价等多个环节实施有效管理的制度。

三、处方管理制度

处方是指由注册的执业医师和执业助理医师在诊疗活动中为患者开具的、由取得药学专业技术职务任职资格的药学专业技术人员审核、调配、核对,并作为患者用药凭证的医疗文书。《中华人民共和国药品管理法》《医疗机构药事管理规定》《处方管理办法》等法律法规、规章制度对处方开具、调剂、点评都有相关要求,各级医疗机构应该通过制定实施处方审核、调配、核对操作规程,有效控制处方,杜绝差错发生。

四、药品采购供应管理

药品采购供应管理包括计划采购管理、库存管理 2 个主要方面。药品采购管理的主要目标是依法、适时且符合"质量优先、价格合理"的原则采购药品。《药品流通管理办法》规定:药品购进记录必须注明药品的通用名称、生产厂商(如果是中药材需要标明产地)、剂型、规格、批号、生产日期、有效期、批准文号、供货单位、数量、价格、购进日期。药品购进记录必须保存至超过药品有效期 1 年,但不得少于 3 年。医疗机构应当遵守《医疗机构药品集中采购工作规范》《药品集中采购监督管理办法》的规定,必须通过政府建立的非营利性药品集中采购平台采购药品。医疗机构应当在规定时间内,根据本单位的药品使用目录,编制采购计划,签订采购合同,明确采购品种和数量。医疗机构应当执行价格主管部门公布的集中采购药品零售价格。医疗机构应当按照不低于上年度药品实际使用量的80%向省级药品集中采购工作管理部门申报当年采购数量。医疗机构应当严格按《合同法》的规定签订药品购销合同,明确品种、规格、数量、价格、回款时间、履约方式、违约责任等内容,合同周期一般至少1年。合同采购数量应当与医疗机构上报的计划采购数量相符。如合同采购数量不能满足临床用药需要,可以签订追加合同。有条件的省(区、市)可同时签订电子合同备查,接受社会和有关部门的监督。医疗机构按照合同购销药品,不得进行"二次议价"。严格对药品采购发票进行审核,防止标外采购、违价采购,或从非规定渠道采购药品。

药品质量的优劣直接关系到患者的健康,甚至生命安全。药品的稳定性不仅与其自身的性质有关,在很大程度上还受到许多外界因素的干扰,如温度、湿度、光线,空气中的氧气、二氧化碳、微生物含量,储存时间及包装容器等。这些因素往往会使药品发生分解、挥发、沉淀、潮解、酸败、生霉等变化,为了保证药品的质量,药品的保管储存、验收入库和出库管理就显得格外重要。医疗机构应当有与所使用药品相适应的场所、设备、仓储设施和卫生环境,制定和执行药品保管制度,采取必要的冷藏、防冻、防潮、防虫、防鼠等措施,保证药品质量。《医疗机构药事管理规定》对药品保管做出明确规定:医疗机构应当制订和执行药品保管制度,定期对库存药品进行养护与质量检查。药品库的仓储条件和管理应当符合药品采购供应质量管理规范的有关规定。化学药品、生物制品、中成药和中药饮片应当分别储存,分类定位存放。易燃、易爆、强腐蚀性等危险性药品应当另设仓库单独储存,并设置必要的安全设施,制订相关的工作制度和应急预案。

医院对药品的管理实施"金额管理、重点统计、实耗实销"的管理办法。所谓"金额管理"是指用金额控制药品在医疗机构流通的全过程。药品入库、出库、消耗、销售、库存都要按购进价或零售价进行金额核算,库存的总金额应按周转金定额加以控制。"重点统计"是指药剂科对各种医疗用毒性药品、麻醉药品、精神药品、贵重药品的领退、销售、结存都必须按数量进行统计。"实耗实销"是指药剂科和各临床科室销售、消耗的药品,按进价金额列报指出。目前,我国医疗机构绝大多数实行三级管理制度。

五、特殊药品的管理制度

特殊药品管理是指麻醉药品、精神药品、医疗用毒性药品和放射性药品。依照《药品管理法》及相应管理办法,实行特殊管理。

(一)特殊药品的采购

医院应当按照《麻醉药品和精神药品管理条例》及《医疗机构麻醉药品、一类精神药品供应管理办法》的规定取得"麻醉药品、一类精神药品购进印鉴卡"后,方可购买、使用麻醉药品和一类精神药品。同时医院采购麻醉药品、精神药品、医疗用毒性药品、放射性药品时,必须向依法取得特殊药品经营权(麻醉药品、精神药品、医疗用毒性药品)及《放射性药品经营许可证》的药品经营单位采购。

(二)特殊药品的保管

特殊药品的采购和保管应由专人负责。其中,麻醉药品必须按"五专"(专人负责、专柜加锁、专用账册、专册登记、专用处方)管理制度,精神药品必须按"三专"(专人、专账、专柜加锁)管理制度。

麻醉药品和第一类精神药品的使用单位应当设立专库,或者专柜储存麻醉药品和第一类精神药品,专库应当设有防盗设施并安装报警装置,专柜应当使用保险柜。专库和专柜应当实行双人、双锁管理,发生麻醉药品、一类精神药品丢失和被盗事件,必须立即向公安、卫生、药品监督等有关部门报告。

麻醉药品和第一类精神药品的使用单位应当配备专人负责管理,并建立储存麻醉药品和第一类精神药品的专用账册。药品入库需双人验收,出库双人复核,入库应按最小包装逐支逐瓶验收,并做好验收记录,做到账物相符。交接班时当面交接清楚,注射用麻醉药品除有专用处方外,应及时交回麻醉药品的空安瓿。医疗用毒性药品要划定仓库或仓位,专柜加锁并由专人保管,严禁与其他药品混杂摆放。

(三)特殊药品的使用

医院必须经有关部门批准取得《放射性药品使用许可证》后,方可使用放射性药品。特殊药品仅限本院医疗和科研使用,禁止非法使用、转让或借用麻醉药品、精神药品。严格按规定控制使用范围和用量。对不合理处方,药剂科有权拒绝调配。医生不得为自己开处方使用特殊管理药品。麻醉药品应使用专用处方,处方保存 3 年备查;精神药品和医疗用毒性药品处方保存 2 年备查,并做好逐日消耗记录和旧空安瓿等容器回收记录。未经药品监督部门批准,不得擅自配制和使用含有麻醉药品、一类精神药品和放射性药品的制剂。

（四）特殊药品的销毁

建立完善的特殊药品报废销毁制度。破损、过期、变质的麻醉药品和精神药品、医疗用毒性药品等应做好记录,按照《麻醉药品和精神药品管理条例》规定的程序向卫生主管部门提出申请,原则上每年报废一次,由药剂科统计,医院领导批准,报药品监督部门监督销毁,并详细记录处理过程,现场人员签字。放射性药品使用后的废物,必须按国家有关规定妥善管理。

第二节　药品不良反应的监测与过度用药的伦理应对

一、药品不良反应的监测管理

药品不良反应是指合格药品在正常用法用量下出现的与用药目的无关的或意外的有害反应。根据《中华人民共和国药品管理法》《药品不良反应报告和监测管理办法》,医院要积极做好药品的安全监测工作,保证用药安全有效。

（一）常见药品不良反应的类型

1. **副作用**　即治疗剂量的药物所产生的某些与防治目的无关的作用,这种作用是在治疗剂量下同时出现的,通常情况下是难以避免的。

2. **毒性作用**　虽然也是常规使用剂量,但是由于患者的年龄、身体状况而造成相对药物剂量过大或用药时间过长引起的反应,如中枢神经反应、造血系统反应、肝肾功能损害、心血管系统反应等,这类反应对人体会造成较大危害。

3. **过敏反应**　又称为变态反应,是指外来的抗原性物质和体内抗体之间产生的一种非正常的免疫反应。这种特异质的患者与药物剂量无关,常见的过敏反应有全身性反应、皮肤反应等。

4. **药物依赖性**　由长期使用麻醉药品、精神类药品所导致的依赖性,其表现为用药后的欣快感和停药后的戒断反应。药物依赖性可以分为生理性依赖和精神性依赖两大类。

5. **致突变、致癌、致畸反应**　由使用具有"三致"因子的药品所致。

6. **其他**　除了以上表现外,还会表现出其他不良反应,如菌群失调、二重感染、异性蛋白等。

(二) 药品不良反应的监测管理

1. 药品不良反应监测的目的　药品不良反应的监测管理是为了加强医院临床使用药品的安全监管,规范医院药物的不良反应报告和监测程序,研究药物不良反应的因果关系和诱发因素,保障临床用药的安全性,同时也为评估淘汰药品提供服务和依据。

2. 监测内容　药物不良反应的监测主要是监测药品上市后的不良反应情况,是药品再评估的一部分,主要包括:收集药物不良反应信息,对药物不良反应的危害情况进行调查核实,发现各种类型的不良反应,特别是那些严重的、罕见的不良反应,及时向药品监督管理部门报告,提出对有关药品加强管理的对策和建议。同时及时向药品生产、经营企业、医疗预防保健机构和社会大众反馈药物不良反应的信息,防止药品不良反应的重复发生。

3. 监测方法　包括3个方面。

(1) 自愿报告制度:这是一种自愿而有组织的报告制度,监测中心通过把大量分散的不良反应病例收集起来,经过加工、整理、因果关系评定后进行储存,将不良反应的信息及时反馈给各监测报告单位以促进安全用药。目前,WHO国际药品监测中心的成员国都采用这种方法,我国也建立了国家药品不良反应监测系统的专门网站,供各医疗机构自主上报;其优点是简单易行、耗费少、覆盖面广、参与人员多,但是不足之处在于有漏报现象。

(2) 重点医院监测:这种方式是指有条件的医院对药物的不良反应进行系统的监测和研究,其特点是覆盖面小,但是针对性更强,准确性更高,能够确定药物不良反应的发生率。

(3) 重点药品的监测:主要对一部分新药进行上市后的专门监测,以及时发现一些未知或者非预期的不良反应,并建立这类药品的早期预警系统。

4. 报告范围　包括2种情形。

(1) 上市5年内的药品和列入国家重点监测的药品,报告该药品引起的所有的可疑不良反应,包括进口不足5年的药品。

(2) 上市超过5年的药品,主要报告该药品严重、罕见或新的不良反应。严重的不良反应是指造成器官功能的损害,导致住院治疗或延长住院时间的反应,以及发生致畸、致癌、致死、出生缺陷等严重不良后果。新的不良反应是指药物说明书或有关文献记载的不良反应。

5. 报告程序　医院建立药物不良反应监测网络,由临床医师、护师或药师填写报告表,交给临床药学部门进行收集整理、分析鉴别,对疑难病例由医院药物不良反应监测组分析,向上一级不良反应监测中心报告情况。上一级不良反应监测中心定期向各医院反馈本地区不良反应发生的情况,并将收集的不良反应上报国家药物不良反应监测中心。

二、过度用药的伦理应对

目前,临床上存在过度用药的情况,不仅给患者带来伤害,而且对国家医疗资源造成浪费,需要积极采取应对措施。

(一)过度用药的主要表现

1. *偏离临床治疗的用药* 盲目追求好药、贵药,在治疗一些普通疾病时药品达到十几种甚至数十种。盲目使用抗菌药物,盲目进行联合用药,例如相同药理作用的药物联合使用,同一抗菌作用机制的两种抗菌药物联合使用。无依据的给药剂量加大了对患者形成伤害的风险,增加了出现不良反应的机率,导致过度用药。

2. *不规范的给药途径* 忽视药物选择中慎用注射剂的基本原则,过度依赖注射剂药物的使用,尤其是对住院患者,输液几乎成为不可缺少的治疗手段。

3. *随意增加用药时间和疗程* 目前,医院大部分手术,无论切口类别、切口大小、手术时间长短,都在预防性应用抗菌药物,且很少见到用药时间控制在 48 小时之内的。

4. *超法定药物适应证使用* 药物适应证的审批是根据药品上市前的基础研究、临床试验结果确定的,由国家药品监管部门批准并公布的,临床用药要严格遵循。但是,当前很多医院却在未经国家有效批准的情况下,无组织地盲目扩大临床适应证,这是过度用药的重要表现。

(二)过度用药的不良后果及主要因素

1. *过度用药存在很大危害* 过度用药会增加药品不良反应发生机率,危害患者健康,甚至可能引发社会公共安全事件,例如"齐二药"等事件就是深刻的教训。过度用药还会造成耐药菌的过度繁殖,当前我国医院耐药菌的繁殖速度令人震惊,使难治性感染越来越多。过度用药势必加重患者负担,有些医院的药品收入占比过高,有些医师认为头孢类等抗菌药物越新越好,而忽视了治疗的针对性,无形中给患者增加了不必要的经济负担。

2. *过度用药的原因* 主要是个别医生的道德观念缺失,没有"以患者为中心"的服务意识和人文关怀,从而导致缺乏自律意识;医院经费补偿机制不够合理,很长一段时期,医院要依赖药品收入来弥补医院经费的不足,一定程度上默许或者助长了医生的过度开方行为,近年来,国家出台了相关政策,这种情况正在发生改变。临床用药的管理制度不够健全或者执行不够严格,医院监督力度较弱,缺乏有效的干预手段。由于各类新药的上市,导致一些医生对临床药物的理化性质、适应证、配伍禁忌、不良反应等知识掌握得不够全面准确,也会造成过度用药的发生。

(三)防止过度用药的伦理策略

1. 加强管理和教育　防止过度用药不仅需要国家层面完善立法、健全技术规范、加强日常监管,还需要医院加强管理。加强监督处罚力度,通过处方点评等方式,对过度用药的不合理处方责任人进行教育整改和必要的惩罚,从制度上规范医生的用药行为。要加强医务人员的伦理道德和素质教育,使医务人员充分认识到医乃仁术,救死扶伤是医务人员的天职,在选择用药时必须权衡利弊,充分认识到滥用药物的危害。

2. 要不断提高医务人员的技术水平　全面认识药物的作用机制和相关研究进展,不能盲目地采用"多头堵""大包围",不管是联合还是单独用药,都应细致观察,了解药物的疗效和毒副作用,并随着病情的变化调整药物的种类和剂量,确保临床给药剂量适合患者的疾病状况,从诊疗水平上避免过度用药。

3. 改革薪酬体制　为了避免医生因追求高的经济效益而乱开大处方,要彻底切断医生薪酬和处方的关联,在确保疗效的前提下尽量节约患者的医疗费用;常用药物、国内生产的低价药物能达到疗效时,尽量不用贵重药、进口药;少量药物能解决治疗问题时,避免开大处方和"人情方"。

(路绪锋)

第九章　医院人力资源管理伦理

案例导读

一份公立医院人力资源管理样板

公立医院作为人才、知识密集型的事业单位,在知识经济时代及当前人事制度下,如何全面体现以人为本的人力资源管理,实现身份管理向岗位管理的转变,调动不同岗位工作人员的积极性和创造性,是公立医院管理者在人事管理中面临的重大机遇和挑战。北京大学第三医院管理者早早感知到了这一发展的脉搏,历时5年,他们充分发挥管理效能、联合智库力量,以构建更加适应现代综合性医院发展要求的人力资源体系为目标,进行了医院岗位分析与职能部门岗位评估。

这项工作确实烦琐与庞杂,北京大学第三医院党委书记金昌晓在接受本刊记者采访时明确指出:"既然方向是明确要做,'就必须把握住大原则,而不应该为难点所困惑;只有抓住大体框架与线条,才更加易于执行!'"他解释"大体框架"包括:首先,岗位评估必须以职业自律、医德医风为基础,"医疗工作是团队作业,相互交叉、需要协同的工作太多,应急处理尤其如此。例如门诊大厅有人突然晕倒,为了最有效率地救人,肯定应该是最先发现且具备急救技能的医务人员进行施救,职业天性必然是凌驾于岗位设置与岗位评估之上的。"其次,质量安全、效率效益、风险因素这三者依次是评估临床及医技岗位的重要因素,岗位待遇的问题以政策为导向的适当倾斜,医院给急诊科、感染疾病科、手术室、麻醉及危重医学等科室人员都设置了1 000元/月的院级岗位津贴,"对这些岗位面临的职业风险予以认可!"最后,尊重医院发展历史和传统,金昌晓陈述了几大原则:第一,人事改革、分配改革等重大事项必须经职工代表大会讨论通过后实施;第二,职能部门每个岗位都对应有明确的考核指标;

第三,在院科两级的分配之间做到条块结合,把握岗位与岗位之间的平衡,解决公平性的问题;第四,医院发展形成独特的文化和底蕴,应在尊重历史传统的基础上,构筑相对公平的分配环境。

引自:中国医院院长杂志,首届全国医管精典案例奖评选.获奖案例,2018

人才是21世纪的重要资源。医院作为知识密集型产业,对人才的学历、价值观、人生观有不同于其他行业的要求。医院需要一大批专业技术人才心甘情愿来提供优质服务。人力资源作为医院中最重要的资源之一,是关系医院能否持续发展的关键因素。医院人力资源具有稀缺性,医院人才属于专业技术人才,具备专门的理论知识和专业才能,需经过系统的、正规的、全面的教育和培养。医院人力资源管理能否做到人尽其才,才尽其用,取决于管理者能否最大限度地发挥医院人力资源管理的作用。医院人力资源管理水平的高低不仅关系到医院的经济效益,也关系着医院的社会效益。

第一节　医院人力资源管理概述

人力资源管理运用一切现代科学方法,对特定条件下的人力进行组织、调配,注重人的主观能动性的充分发挥,保证人力资源的最佳配置,实现组织运作的高效率。它是人事管理的一种全新方式,强调人才的开发和培养员工的高度责任感。医院人力资源管理已经成为医院管理的一项核心工作,人力资源管理可以合理安排利用人才,使人员得到有效配置,最大限度地挖掘员工的潜能,激励员工不断进取,专业技术水平不断提高,更好地为患者服务,为医疗机构创收,是医疗机构可持续发展的保障。

一、医院人力资源管理的概念

医院人力资源管理(hospital human resource management)是医院管理人员通过人力资源规划、组织结构的设计、人员招聘和配置、医务人员的培训和教育、薪酬与激励、绩效考核、职业发展等对医院的相关人力资源进行有效的运用,以保证医院目标的实现和员工发展利益最大化,为医院创造价值等活动和过程的总和。

医院的人力资源是医院进行各种活动的基本力量,医院管理就是对人的管理。医院人力资源编设要合情合理，配备比例适当，整体结构优化，从而保证医院各项任务的顺利完成，促进医院的健康发展。如何深化人事制度改革、推动卫生事业单位的发展，是摆在管理者面前的一个重要课题。对于现代医院来说，人力资源是第一要素，是医院各种资源中的最重要资源。从人才开发的角度来看，它不仅包括员工的智力开发，还包括员工的科学文化素质和思想道德觉悟的提高，既要注重对员工现有能力的充分发挥，又要注重对员工潜在能力的有效挖掘。从管理的内容来看，它包括医院人力资源的预测与规划、组织和培训等。从利用的角度来看，它包括对人力资源的甄选、合理配置和使用，在医院和员工的关系上，它强调医院和员工的双向承诺，追求医院组织目标和员工个人目标的共同实现。总之，医院人力资源管理是建立在现代人力资源管理的理论与管理思维的基础之上的。

二、医院人力资源的分类

医院人力资源与一般的企业单位不同，具有如下特点：服务人员众多，不管是医生、护士还是药师、技术员，都会为患者服务；医院人力资源是高度专业的人员，他们的分工不同，不可相互替代；医院人力资源成本较高，工作不受时间限制。医院人员职务类别根据组织结构、任务、体制、职能及工作需要，分为卫生技术人员、工程技术人员、行政人员和工勤人员。医院人员的主体是从事医疗专业技能工作的医护人员。

（一）卫生技术人员

1. **医疗防疫人员** 包括中医、西医、妇幼保健、卫生防疫、职业病预防等专业，其专业技术职务包括医士、医师、主治医师、副主任医师、主任医师、卫生防疫员、妇幼保健员。

2. **护理人员** 专业技术职务有护理员、护士、护师、主管护师、副主任护师、主任护师。

3. **药剂人员** 包括中药、西药专业，其专业技术职务为药剂员、药剂士、药师、主管药师、副主任药师、主任药师。

4. **康复人员** 专业技术职务有言语治疗师（士）、理疗学医师（士）、康复医师及作业治疗师（士）、康复副主任医师、康复主任医师。

5. **其他技术人员** 包括病理、口腔、检验、理疗、营养、放射等专业岗位。其专业技术职务有技士、技师、主管技师、副主任技师、主任技师。教学医院的卫生技术人员，除被授予医疗专业技术职务外，还可以被授予助教、讲师、副教授、教授等技术职务。

（二）工程技术人员

包括电子计算机、机器工程、水暖电气、医疗设备工程等专业人员，其专业技术职务有技术员、助理工程师、工程师、高级工程师。

（三）行政、政工人员

包括卫生行政管理人员、政工人员、后勤行政管理人员及其他职能部门人员。

（四）工勤人员

根据其岗位技能分为技术工人和普通工人。技术工人是具有明确任职技术条件和相应专业技术水平的专业技术工人，并为其评定专业的技术等级。普通工人包括护工、搬运工、清洁工等。

三、医院人力资源管理的内容

医院人力资源管理部门主要工作内容包括：①制定人力资源规划，满足组织对人力的需求；②人力资源成本核算，人力资源管理部门和财务等部门的合作，对人力成本和产出进行核算，为制定决策提供量化的依据；③岗位分析和工作设计，对组织中的各个工作岗位进行分析，确定每个岗位对员工的具体要求，形成岗位职责说明书；④选拔、招聘符合组织需求的工作人员，根据医院发展的需要，制定人才招聘、选拔计划，通过各种方式和渠道进行筛选，择优录取适合组织发展的人才；⑤劳动关系管理，协调和改善医院与员工之间的劳动关系，维护双方的权益，对工作职责、福利待遇等相关事宜达成一致并签订劳动合同；⑥员工薪酬与福利保障，根据员工的职级、工作年限、工作岗位、工作表现和业绩等为员工制定相应的、合理的、具有吸引力的薪酬和福利标准；⑦员工培训与开发，评估员工的培训与发展需求，为员工提供有针对性的培训与教育，满足其职业发展需求；⑧工作绩效评估，通过科学合理的绩效评估方案，对员工的工作表现、业务能力和工作态度等进行评估，给予量化处理，完善的绩效评估工作有利于提高员工的工作积极性和创造性；⑨职业生涯规划，关心员工的个人职业生涯发展，帮助其制定个人发展规划，激发员工的创造性和工作积极性，促进个人和组织的发展；⑩员工档案管理，人力资源管理部门需保管和维护员工入职时的个人简历、入职后每年的工作表现、工作成绩、职称晋升、职务升降、接受培训和继续教育等方面的资料。

四、医院人力资源管理特点

1. 转型时期　我国医疗卫生体系正步入关键的转型期,新的时代对医疗卫生服务提出了新要求。为了能够应对时代的变化,医院努力增强服务质量、提升自身竞争力。科学的人力资源管理方案是医院整体服务质量提升的基础,它对于增强医务人员专业性、提高医疗服务质量,以及增加资金收入都有着显著的促进作用。提升人力资源管理水平是医院构建核心能力,持续应对挑战的关键手段。相较于其他组织,医院具有服务性、公益性和专业性等核心特点,这些特点决定了医院人力资源管理需要单独研究。

2. 特征　相较于其他组织,医院在人力资源方面具有以下特征。

(1) 医院运营过程中人力成本占比较高。医院属于人员密集型的服务组织,每个医院都面临着较大的卫生服务需求,需要招聘很多的专业卫生医护人员来满足这些需求。因此,医院的有效运转有赖于众多的医护人员和管理人员。

(2) 医疗人力资源具有极强的专业性。医疗人才通常需要较长时间的理论学习及临床实践,他们在这个过程中获得了很强的专业知识。因此,医院人才对于其专业知识的忠诚度可能要高于对医院这个组织,他们的组织承诺会受到专业的影响,这也给人力资源管理带来了一定的挑战。

(3) 由于医院提供服务的特殊性,医护人员经常会面临医患矛盾等问题,这使得人力资源管理中的劳务关系管理变得复杂,也给人力资源管理带来了挑战。

3. 人岗匹配　人力资源管理的最终目的是做到人岗匹配,使工作者明确知晓岗位职责并能够履行工作义务,为了完成组织目标而投入更多的努力。人力资源管理为了达到这一目标,需要在日常工作中分层次、分步骤地进行管理。就医院的人力资源管理而言,包含了职能人员、专业医护人员和普通工作人员等不同的层次,也包含了招聘、培训、薪酬设计、绩效考核和劳动关系处理等。人力资源管理需要通过计划、决策和实施具体的管理制度来保证这些工作目标的完成,在日常管理活动中,必须不断完善管理制度以应对更多的挑战。

第二节　医院人力资源管理实践困境及伦理原则

医院直接关系每个人的生命健康,是社会中不可缺少的服务机构。医院人力资源管理水平的高低直接决定了医疗卫生服务的质量。当前,我国医疗卫生单位的数量不断增加,医院人力资源管理工作也逐渐得到更多的关注及重视。面对全新的医院发展形势,想要留住、用好医院内各个岗位上的医护人员,就必须及时发现人力资源管理模式中存在的问题,深入分析,寻求解决之道。

一、医院人力资源配置管理的困境及伦理原则

(一)医院人力配置的方法

1. 比例定员法　是根据医疗技术人员和患者的数量及比例,以及不同职位等级之间员工的比例来确定人员配置的方法。我国医院的主体是综合性医院,截至 2018 年 12 月 31 日,全国共有综合性医院 19 693 所,专科医院 7 900 所。长期以来,我国医院都是按照卫生行政部门制定的人员编制政策和标准来进行人力配置的。原国家卫生部于 1978 年颁布了《综合医院组织编制原则试行草案》,从宏观角度指导医院的规划和人员配置框架。随着社会经济的发展、医疗服务水平的不断提高,人们对于医疗服务质量的要求也不断提升,该草案的很多指导意见已经不再适应人们的需求。之后很多地区结合当地需求,陆续出台了一些地方标准,例如上海市各大医院编制及配置的执行标准遵照上海市卫生局于 1999 年制定的《关于调整上海市各级医院组织机构和人员编制比例标准的意见(试行)》。

2. 效率定员法　是根据医院各个科室的工作量和单位工作时间来确定人员配置的方法,主要用于门诊和病区医生的配置。

3. 职责定员法　是在一定的组织机构规划下,根据岗位职责范围和业务分工来确定人员配置的方法,主要用于医院的行政管理人员、工勤人员等配置。

4. 岗位定员法　是根据医院各个科室工作岗位的数量,按照各个岗位的工作量,员工的工作效率、出勤率和工作班次来确定员工配置的方法。岗位定员法与医院床位的使用率和数量有关,主要用于住院部医疗技术人员的配置。

5. 设备定员法　是根据医院内仪器设备的数量和使用频率、每台设备所需员工的数量和员工出勤率确定人员配备的方法。主要用于医疗技术科室操作人员,如放射科、B超室医技人员的配置。

综合性医院人力资源的配置总体来说受到 4 个因素的影响:①宏观政策因素,宏观政策对确定医院人力资源的岗位分类、总体配置,以及各类岗位人

员总体的比例,起到了重要的指导性作用;②医务人员个人微观层面,员工的素质、职业发展需求、学历、业务能力都对医院的人力配置产生影响;③医院和科室管理层面,管理人员的理念和管理水平,医院和各个科室的发展需求及规划都影响了医院人力资源的配置;④业务工作量层面,每个医院的业务工作量,如手术量、住院人数、床位周转率、出院病人数都会影响医院人力的需求。例如,对医生和护士的配置,很多医院就是以工作量的测量为依据的,使用一定的公式得出所需要的各个层级医护人员的数量。另外,除了医院的工作中心医疗工作以外,很多医院还需要开展教学、科研、预防保健工作,这些工作的开展也会影响医院的人力配置需求。

(二)医院人力配置管理困境

1. 医院人力配置不足 据中华人民共和国国家卫生健康委员会《2019中国卫生健康统计年鉴》统计,截至2018年12月31日,每千人口执业(助理)医师数为2.59人,其中城市为4.01人,农村为1.82人。每千人口注册护士数由2010年的1.53人提高到2.94人,其中城市为5.08人,农村为1.80人,每千人口卫生技术人员数远低于发达国家的水平。另外,各地区每千人口卫生技术人员数的地区差异也较大,如北京市的每千人口执业医师数为4.3人,安徽省仅为1.6人;每千人口注册护士数,北京市达到5.0人,上海市为3.6人,天津市为2.5人,西藏自治区仅为1.6人。与前几年相比,虽然注册护士的总人数呈逐年上涨,医护比也在升高,但是远没有达到国际通用的1∶2的合理配置标准,说明注册护士总量仍存在较大缺口,总量相对不足,护理人力资源配置紧张。

我国人口众多,就医人数多,而因为医院人力配置的不足,特别是医生、护士的配置不足,会使医生整日忙于患者的疾病诊治,护理人员整日忙于执行医嘱和完成各项治疗操作,无时间与患者进行良好的沟通,进行有针对性的健康指导,不能及时了解患者的需求。鉴于目前临床上大多数医生和护士年龄较轻,部分学历及职称结构较低,工作经验不足,这些都不利于患者获得高质量的医疗护理服务,这与人道主义的医学伦理道德观念是相悖的。

此外,医务人员配置数量的不足,导致在岗人员工作量增加,压力增大,近年来全国各地医生、麻醉师过劳猝死的事件屡见不鲜。对江苏省公立医院医务人员工作满意度调查文献结果显示,医务人员的工作压力过大,特别是低年资、高学历人才。低年资、高学历的医务人员是医院的中坚力量,这类医务人员是工作压力的受害者,长期处于工作强度大的高负荷状态,会给其身心带来消极的影响,而且会因此导致工作效率下降、辞职人数增加、人才流失。这些都会影响医疗服务质量,最终损害的是患者的利益。

2. 人员结构不合理　虽然现在大多数医院在招聘医生时,学历要求较高,博士研究生比比皆是,硕士研究生很难进入三级综合性医院工作。但是放眼全国,执业医师的学历整体水平不高,大多数为大学本科,还有相当部分为大专、中专学历,高级职称人数也较少。我国注册护士存在学历偏低、年轻、低职称偏多的现象。个别公立医院人才梯队建设不合理,部分专业高年资医生较多,一方面会造成人力资源的浪费,增加人力资源成本;另一方面会挤占低年资医生的成长空间,不利于医院的整体长期发展。

(三) 医院人力资源配置伦理原则

1. 以人为本　医学伦理道德要求将患者的利益放在首位,一切以患者为中心,患者的利益高于一切。随着社会的发展、医学模式的改变,患者的需求早已不是单纯的疾病治疗。医疗卫生服务应遵循以人为本的原则,以患者的利益为出发点,合理配置医院工作人员,使医务人员有时间为患者提供全方位的服务。管理者同样也应以员工的利益为本,医务人员的工作满意度低,工作负荷太重,容易产生工作懈怠,从而破坏人才队伍的稳定性,造成人才流失。如果不加以改进,这种情况会愈演愈烈,最终对患者和医务人员的权益都有所损害,阻碍医疗护理事业的发展。

2. 效率优先　医院各岗位人力资源的配置都应该做到一切围绕患者的利益,效率优先。而目前人力配置不足、结构不合理的情况在很多医院存在。为了缓解医院人员结构不合理的情况,降低医院人力资源成本,可以通过开发医院非正式职工的招聘工作,提升医院人力资源成本管理的效率。例如,返聘退休专家,由返聘专家对医院的青年医务人员进行带教,这样既可以降低人力成本,又可以节约培训成本,提高医务人员专业技术水平。医学院的教学医院可以充分利用师资优势,在符合医院需求和实际情况的前提下,招收适量的在读研究生和进修医生,这样既可以降低医院的人力成本,提高人力资源管理的效率,又可以为相关人员提供施展才华和提升业务水平的机会,帮助医院实现经济效益和社会效益,兼顾效率优先的原则。

3. 适岗适才　管理者在进行医院人力配置的过程中,应该能够实现工作岗位和专业能力有效对接。多做细致工作,必要时进行微调。将医务人员的能力、个性特点都考虑进去,创造宽松的工作环境,对优秀的医学人才尽可能包容缺点,使个人资格、能力、专业、特长等与所在岗位相匹配,达到岗能相配。

为了使员工能有更强的工作适应能力,可以在同一管理层次或同一专业领域实行定期轮岗,员工可以开阔视野,多角度地掌握临床专业技能,从而发挥人力资源管理的最大效益。

二、医院人力资源招聘管理的困境及伦理原则

(一)医院人力资源招聘管理方法

1. 内部选拔　内部选拔的优势在于管理者对被选拔者的业务能力、职业素质和发展潜力已经有了一定的了解,而且被选拔者对该医院的工作模式很熟悉,认同医院的价值观及工作氛围,能够很快地投入新的工作岗位。例如,随着人民群众对健康需求的增多,近年来很多医院会增加床位数,扩建新的院区或者病区。一个新的院区或者病区需要许多员工的加入,除了招聘一些新上岗人员,科室的管理者、教学组长等岗位更多的是从本院其他科室选拔而来的,这样更有益于工作的快速开展。但是内部选拔也存在一定的缺点,如可能出现论资排辈的现象,或者根据领导的喜好来选拔,出现"裙带关系"。如果不能公平公开地进行内部选拔,将会影响整个医院或科室的发展规划。

2. 外部招聘　外部招聘的优点在于可以为医院注入新鲜血液,新员工可能会带来新的思维方式和价值观,使医院更具有活力。同时也可能会给老员工造成一定的压力,产生危机意识,激发老员工的发展潜能。但是,外部招聘一般需要较大的管理成本支出,新员工上岗后也需要一定的适应期。因此在实际工作中,可以先通过内部竞争上岗的方式选聘人才,如果内部员工不能满足岗位的需求,可以再从外部进行招聘,这样有利于兼顾老员工的心理需求和新员工的发展需要。

3. 招聘方法　管理者对应试者的甄选工作一般通过以下步骤:①查阅应试者的资料、简历,通过对应试者的学历、工作经历、原先工作的医院规模、学术科研成果等进行认真分析,辨别其真实性和可靠性,判断其是否符合所聘岗位的需求。②理论考试,通过理论考试了解应试者对本专业理论知识的掌握情况。③面试,通过对专业问题的回答,了解应试者的专业素养及其对所聘岗位的工作计划和发展需求,以及处理紧急情况的能力。面试过程中通过其他方面的考察,了解应试者的反应能力、个性喜好、价值观。此外,目前很多医院会在招聘新员工时根据岗位需要,对应试者进行心理问卷测试,判断其是否适合工作岗位的需求。④技能考核,可通过对某一项操作技能的考核,了解应试

者是否具备必要的临床技能及掌握的程度。技能考核可通过传统操作考核、情景模拟、标准化病人考核等方式。⑤特殊测试,如有些医院会在招聘新护士时为其做青霉素过敏试验,以判断应试者是否能够在临床护理工作岗位上安全执业。

(二) 医院人才招聘管理困境

人才招聘是医疗机构"招贤纳士"的最佳渠道,通过招聘,可以引进优秀的医学人才,为医院注入新鲜血液,提高活力,造福广大患者。招聘过程是否规范、科学、公平,是每一位应试者都能直接感受到的,目前我国的医院人才招聘过程中仍然存在一些问题。

1. 招聘考核内容不全面、不具体　目前,我国医疗机构在对医务人员进行招聘时,考核内容大多数还是采用笔试、操作、面试结合的方式,很少使用情景模拟、小组团队考核、行为描述等现代人才测评技术。忽视对应试人员的性格测试、素质、伦理道德素养的考核,不能够掌握应试者的全面综合性素质。然而作为医务人员,强烈的责任感、良好的道德素养和团队合作精神是医疗工作中必备的基本素质。医院岗位众多,很多岗位都有浓厚的专业特色。例如在招聘护士时,一般是护理部对所有的应试者统一进行各种考核,但不是所有的科室都会招收新护士,而且每个科室对护士岗位的要求也不一样,目前尚缺乏有针对性的考核。

2. 招聘主考人员主观性强　应试者的面试结果和面试官的喜好有很大关系,面试官的决定有很强的主观性。考官来自各个专业,对结构化评分标准掌握和理解程度不一,缺乏对岗位的科学分析,提问的随意性较强,人才选择时往往凭感觉、靠经验,注重专业知识的掌握,而可能忽视对应试者的人生观、价值观和职业道德的考察。

3. 医院人才招聘中存在歧视　在招聘过程中,一些歧视现象在很多行业和部门时有发生。因为女性的生理特点和社会责任的需要,医院的部分岗位在招聘时明确表示不招收女性或者未婚未育女性。在招聘医疗技术人员时,对应试者毕业院校的城市、生源地区别对待;护士招聘时,很多医院过分看重护士的外貌、身高等外在因素。这些都可能会使一些优秀的毕业生感受到歧视,错失好的工作机会,影响其职业态度。

4. 招聘中的不良风气　由于受传统儒家文化的影响,"人际关系"的裙带风气仍然广泛存在。将机会优先给予或直接给予有"关系"或"后门"者,导致真正优秀的医务人员难以找到合适的工作,这种情况在医院的招聘工作中屡见不鲜。而因为"关系"入职的员工,也在一定程度上增加了管理的难度。

(三) 医院人力资源招聘管理伦理原则

1. 岗位能力对应原则　在医院人才招聘工作中,研究出胜任岗位的素质能力模型,量化岗位聘用条件。通过系统的数据分析,描述出各类型、各层次岗位,各类人员的具体聘用要求,细化招聘标准,明确各个岗位的招聘条件。面试时,先了解应试者的基本情况、就业趋向、综合能力、社会关系等信息,采用行为描述、情景模拟等方法,对应试者的态度、行为、性格、价值观等进行测试,以便更好地了解应试者的需求动机、价值取向、成就动机等,提高医院需求与人才招聘结果的契合度,保证人才招聘工作的质量。

2. 以人为本原则　以患者为中心,对各招聘岗位的描述、能力需求均以患者的需求为基础,制定招聘标准。制定招聘计划时,应当考虑医务人员的职业发展需求,后期能够为新入职的医务人员提供良好的职业发展平台和机会。在招聘工作中,测试工作围绕招聘专业技术水平过关、责任心强、职业道德高尚,能够切实为患者提供优质医疗服务的医学人才展开。

3. 公平公正原则　公开招聘,平等竞争,择优聘用。在医院招聘工作中,建立公开透明的招聘标准,通过各种公开的途径发布招聘信息。招聘前对主考官进行统一培训,讲解评分标准,加强对招聘目的与标准的理解,严格按照公布的标准择优录取。尽量摒弃靠关系、走后门的恶习。杜绝各种歧视现象,不得因为性别、外貌、身高等区别对待应试者。加强对应试者职业道德、个性、心理的测试,对所有应试者一视同仁,并将各环节测试结果及时公开,以便应试者及时了解自身情况及不足之处。

三、医院人力资源培养中的实践困境及伦理原则

(一) 医院人力资源培养管理内容

医院人力资源管理的目的就是要发挥人的优势,医院的人才培养主要包括人才规划和人才培训两个方面。人才规划包括对医务人员职业生涯规划的设计、人才梯队的建设。对人才的培训能显著提升医务人员的专业技能水平和个人素养,大力发挥其潜能,全方位提高员工的综合能力和自信心,从而使医院获得长远发展的动力。

1. 培训需求调研与分析　从医院组织层面、员工个人需求层面和医疗行业强制性要求层面进行培训需求分析。确定医院当前的人才培训需求,分析存在的问题,提出对培训工作的改进建议和对策。

2. **制定培训制度** 按照培训管理的规范化要求,查看、分析现存的培训制度中存在的问题,进行补充完善。

3. **培训内容规划** 医院人员培训的内容主要包括:①员工岗前培训,通过学习各项规章制度、岗位职责,医院的发展历史与特色、发展目标,培养新员工的主人翁意识,使其认同医院的价值观和文化,尽快、主动、自觉地适应医院的工作。②专业技能培训,近年来国内很多省市开展了住院医师规范化培训,对临床医学本科学历及以上的毕业生,在指定的临床培训基地实施2~3年的毕业后教育,使其成为掌握某个专科基本理论、基本知识、基本技能的专科医师。另外,还有医师分级培训和针对护士的护士核心能力培训、新护士轮转培训、管理人员管理技能培训、人文素养培训,以及面向所有医务人员的医学领域新知识、新技能的培训等。

4. **培训实施与效果评估** 按照培训规划对医务人员进行培训,通过对培训内容的考核,评估是否达到预期效果并反馈给医务人员,进一步改进培训工作。

(二)医院人力资源培养管理困境

医务人员在工作中需要不断学习或者接受继续教育,更新自己的知识储备,以满足人民群众日益增长的医疗保健需求,实现职业生涯发展。目前,医院人才培养管理工作中存在以下问题。

1. **人才培养缺乏伦理关注** 医院医护人员的培训一般以学习专业知识和技能为主,忽视对创新能力的开发和职业道德的提升。医务人员的职业道德素养是对医务工作者的最基本要求,如果培训工作缺乏对医务人员的职业道德教育,那么为患者提供优质医疗服务只能成为空谈。

2. **缺乏健全的人才培养管理机制** 管理者的人才管理理念不能适应时代的发展,对医院人才培养没有整体的规划和明确的目标,不了解医院和医务人员的发展需求。个人的发展和医院的整体发展不一致,个人对组织没有归属感。近年来,中青年业务骨干由于攻读博士、硕士研究生,或者才能没有得到正常合理的发挥等原因辞职、调离医院的情况屡有发生。大量的人才短缺和流失对医院的发展造成了严重的影响。管理者应科学合理地使用和管理人才,关心、信任、理解专业技术人员,鼓励其进行不断创新,使专业知识和才能得到充分发挥,积极投身到医院的建设和发展中。

3. **人才培养工作缺乏公平性** 不少医院或部门,在人才培养和选拔方面,存在"论资排辈"的现象,没有给优秀的医务人员提供广阔的发展空间,影响其工作积极性。有些管理者打压竞争对手,不重视接班人的培养,使一些专业技术人才流失,严重影响了科室和医院的发展。还有一些医院甚至内部规定女性领导、女性学科带头人的数量不能超过总数的一定比例,并且规定年龄比例,客观上造成了不公平。这些现状使得一些年龄较小,但是专业能力强且有较大潜力的优秀人才难以脱颖而出,最终影响其积极性,影响整个人才队伍的稳定性,甚至造成人才流失。

(三)医院人力资源培养管理伦理原则

1. "人才至上"原则　在组织生产发展中,人是第一要素,人力资源管理和开发工作的重点是抓好人才队伍的建设,做好人才培养工作。专业技术人才是医院的宝贵财富,不是提高医疗经济收入的手段。医院要强调人才的主导作用和主体地位,围绕人的积极性、创造性和主动性进行人才培养工作;根据不同人才的特点,建立完善的选拔和培养机制,作为人力资源开发的重要准则;要善于用科学的管理机制留住人才,用适当的待遇吸引人才,用真挚的感情关心人才,加强有效人才培训和培养工作;要选拔优秀的医学人才建立人才库,制定周期性培养计划,考核合格的人员可以享受额外福利待遇或发展机会。

2. "以人为本"原则　医院人才培养工作要以患者的医疗服务需要和员工的需求为本。紧贴员工的自身岗位性质设定配套的个人发展计划,充分调动员工参加培训的积极性。医院工作人员岗位众多,有医护人员、医技人员、行政后勤人员等,老中青各年龄段人数不等。对不同类型、不同岗位、不同年龄段的员工应当有计划地开展不同形式、不同内容的培训。分析员工的实际情况,了解其学习要求、学习行为、学习效果和学习模式,及时掌握员工学习的进度、成效、兴趣点等信息,通过观察不同的员工对不同知识的用时和反应,进一步明确培训对象、培训内容、培训周期、培训目的和培训老师等,将医务人员的职业生涯规划与医院整体发展需求相结合,使员工个人的发展成为整个培训过程关注的核心。重视培训效果,建立人才全程培养机制,建立人才库,定期选派优秀人才赴国内外知名医疗机构学习,提升医院整体水平。另外,关注优秀人才的个人生活需求,如果确实有困难的,在合理范围内可以改善其福利待遇,使其能够专心为医院的发展建设贡献力量。

3. 公平民主原则　在人才选拔、竞聘、培训工作中,拒绝裙带关系,拒绝少数管理者决定一切的现象,拒绝性别、年龄歧视,鼓励高学历、年轻的医学人才踊跃报名参加各项培训活动。在人才选拔、竞聘工作中,制定公平公开的评估标准,综合考虑每个人的各方面优势,择优使用,并将结果及时公布于众,摒弃论资排辈,实行有能力者优先。

四、医院绩效考核中的实践困境及伦理原则

医院绩效是医院员工、科室或团队在实现组织目标过程中体现的行为过程或工作结果。在医院人力资源管理中,绩效考核是对医院工作人员劳动付出的反馈,也是支付员工薪酬的重要依据,是医院薪酬管理的重要组成部分。科学、合理的绩效考核体系,能够激励员工对工作的积极性,产生职业认同感,留住现有的优秀人才,吸引医院外部的技术精英,优化人才队伍,增强组织的竞争性和凝聚力。

（一）医院绩效考核方法

医院绩效管理的实施必须选择正确的绩效考核方法。医院经常使用的考核方法通常分为3种类型,即量表法、比较法和描述法。①量表法:包括图尺度评价法、综合尺度量表法、行为观察量表法和行为锚定量表法;②比较法:包括配对比较法、排序法、人物比较法和强制分配法等;③描述法:包括态度记录法、关键事件法、指导记录法和工作业绩记录法等。各种方法各有特点和优缺点,管理人员应根据所要评估的指标特点选择合适的考核方法,权衡各种方法的利弊,综合使用,以满足不同阶段对绩效评估的不同需求。

随着医院人力资源管理的不断改进和发展,医院绩效管理未来将是战略性绩效管理,医院绩效评估指标的制定必须覆盖医院战略发展规划的目标,突出发展战略中的核心内容。国家卫计委、财政部、人力资源社会保障部、国家中医药管理局于2015年发布了《关于加强公立医疗卫生机构绩效评价的指导意见》,该指导意见对公立医院的绩效评价做出了相应的规定,要求公立医院绩效评价应包含以下4个方面指标:①社会效益指标,重点评价社会公众满意、费用控制、政府指令性任务落实、与基本医保范围相适应,病种结构合理等情况;②医疗服务提供指标,重点评价医疗服务质量与安全、医疗服务便捷和适宜情况,以促进医疗机构能够规范、合理诊疗;③医院可持续发展指标,重点评价医院人才队伍建设、教学、科研和临床专科发展指标;④综合管理指标,重点评价人力效率、成本效率、固定资产使用效率、医疗收入结构、支出结构、财务风险管控、节能降耗、党建工作和行风建设等规范化管理情况。很多医院在指导意见的基础上建立了各级各类医务人员的绩效考核体系。一些管理者进行了绩效评估工具在医院绩效评价工作中的应用研究,如平衡计分卡

在医院绩效管理中的运用越来越多,管理者从实践角度对平衡记分卡体系不断完善,应用范围不断扩大,应用效果不断提高。

(二)医院绩效考核管理困境

我国的医院绩效管理工作起步较晚,绩效考核制度、指标体系研究不够完善,目前仍存在一些问题。

1. **绩效考核制度不完善**　目前有很多医院绩效考核制度不完善,并且仍然存在管理人员、医生、护士和其他人员不分专业、层次,使用同一个考核标准的情况。考核内容也简单、笼统,很难公正、合理地反映不同岗位、不同类别人员的实际贡献。医务人员的收入主要包括工资和奖金两个部分,奖金受到个人对组织贡献量的影响。多数医院的个人贡献由个人职称、工龄、学历等因素决定,而绩效分配受岗位工作难度和风险的影响很小。不同科室、不同岗位的医务人员工作难度和风险没有很好的体现,所以绩效分配也没有很好地反映医务人员的实际贡献量和业绩。另外,部分医院的绩效考核指标只重视临床和科研指标,忽视临床教学、科室管理、为民服务、梯队建设、职业伦理道德等方面。绩效考评制度不完善,没有对员工形成刺激,会导致医务人员工作效率不高,不愿意投身到业务和科研钻研中,进而影响医院整体医疗技术水平的提升。

2. **绩效考核制度制定和实施不透明**　部分医院的绩效考核指标由少数几位管理者和专业技术人才管理部门制定,没有征求广大科技人员的意见。实施不透明,缺乏有效监督,不规范。这样使得部分人钻空子,隐瞒真实信息,过分夸大自身贡献,甚至不按劳动贡献分配薪酬,造成分配不公,最终绩效分配适得其反,不仅不能激励员工的工作积极性,还会造成人才流动。

3. **社会公益性体现不足**　我国公立医院的绩效管理工作以确保医务人员的积极性和公益性两者之间的协调发展为目的。国家卫计委、财政部、人力资源社会保障部、国家中医药管理局于2015年发布的《关于加强公立医疗卫生机构绩效评价的指导意见》,将社会公益性作为首要考核指标。在近年来的医改过程中,政府、医务人员和患者分别代表不同的利益主体,为了实现各自的利益最大化,经常会影响其他各方的利益,影响考核制度的制定和实施,各方的矛盾日益突出。在市场化的医疗改革过程中,部分公立医院片面追求经济效益,忽视医院的公益性,医院内部的体制滞后性明显,内外部压力加大。

(三)医院绩效考核管理伦理原则

1. **效率优先,兼顾公平**　科学良好的绩效考核评价体系可以调动员工的积极性,稳定人才队伍,并且可以起到节省人力资源成本的作用。在制定与实施的过程中,充分考虑到各岗位、各类人员的工作难度、风险性和工作量,使医务人员的个人目标与医院的整体效益具有一致性,使得绩效评价系统对内具有公平性,对外具有竞争性。要把管理要素、技术要素、责任要素都考虑进去,绩效分配体系的设计与结构,要建立在科学的工作分析和评价基础之上,真正体现效率优先、兼顾公平的原则。在实际的分配工作中,要敢于根据不同的工作能力、工作态度、工作业绩拉开分配档次,向优秀人才和关键岗位、重工作量岗位倾斜。对于少数贡献、能力和水平都十分突出的技术骨干、管理者,可以通过一定形式的评议,确定较高的内部分配标准,这样做一方面有利于稳定和吸引优秀人才;另一方面也是对员工劳动价值的肯定。

2. **以人为本,民主参与**　管理者在制定医院绩效考核标准时,应按照医院的实际情况和特殊要求进行操作,将医院绩效管理落到实处,尊重医务人员的需求,既将医务人员看作自然人,又将其看作社会人,给予其权利、关怀、认同、成长的空间和实现自我价值的机会。在制定绩效评价制度时,应征求广大科技人员的意见,不断实践、不断改进,最终形成管理者和临床一线医务人员都认可的方案。实施过程中注意公开透明化,公布考核标准,互相监督,实事求是,有问题及时反馈。引导医务人员自主参与,保障绩效考核的激励效果能够得以充分发挥,绩效管理更具有针对性、可行性和有效性。

3. **体现社会公益性**　在新医改的背景下,管理者要确立改革的总体目标、方向和原则,选用更高标准的设计技术,增强医院绩效改革方案的制定效率。在市场化的医疗改革过程中,除了追求经济效益,还要注意医院本身的公益性,确保完成政府指令性任务,使社会公众满意,确保医务人员的积极性和公益性两者之间的协调发展。

(李凤萍)

第十章　医院科研管理伦理

案例导读

医学科研不端行为的处置

2005年10月,挪威口腔癌研究人员萨博在《柳叶刀》杂志上发表的一篇关于巢式病例对照研究结果的文章在当年圣诞节期间引起了挪威公共卫生研究院负责人斯图尔滕贝格的注意。斯图尔滕贝格将该文章告知了挪威国家癌症数据库的督导委员会成员怀特教授,后经怀特教授与萨博及他的导师里斯多次谈话,2006年1月12日,萨博向其所在医院(雷迪厄姆医院)的负责人承认发表在《柳叶刀》上的论文和其他两篇文章均存在数据伪造和篡改问题。同年1月13日,奥斯陆大学和雷迪厄姆医院就此事发表声明,并迅速成立了一个特别委员会对该事件进行调查。委员会对萨博自1997年以来的38篇论文进行了审查,对该事件带来的负面影响进行了评估,包括对癌症患者治疗的过程、对雷迪厄姆医院和奥斯陆大学的影响等;同时还对两家单位的科研不端行为处理政策等进行评估和审议。

调查结果不仅证实了萨博承认的事实,而且发现,他的导师里斯没有履行监管职责,存在对患者数据的保密工作不到位、对萨博的论文审查不严格等问题。此外,萨博和里斯的研究中还存在其他不规范行为,如没有向相关管理部门申请相应的许可,没有经过伦理委员会的评估和审议即进行科学研究等。为消除这起学术不端行为的国际影响,提高应对学术不端行为措施的规范性和有效性,营造有利于本国科研活动健康发展的良好环境,2006年,挪威颁布了《研究中的伦理和诚信》法案,并根据法案成立了学术不端行为国家调查委员会。该法案还规定了基层科研单位在学术不端行为处理中负有首要责任。根据法案要求,挪威绝大部分医疗机构随后也开始制定并实施相应的学术不端行为的规范性管理。

引自:科学与诚信:发人深省的科研不端行为案例.北京:科学出版社,2013

党的十九大提出实施"健康中国"战略,把保障人民健康提到了前所未有的高度。在这项伟大事业的推进过程中,医学科技的创新和发展是强大的推进力之一。医院作为重要的医疗服务机构,其临床科学研究管理工作的水平直接影响到医疗技术的革新和医疗能力的提升。医院开展科研管理工作是现代医疗改革的必然要求,对临床科研工作也具有极大的实践优势。一方面,医院是提供医疗服务的一线阵地,医务人员可以通过研究获得一手医疗数据,准确掌握本领域医学前沿的需求;另一方面,经临床验证的研究结果持续作用于治疗一线,可以为医务人员所在科室积累更好的学科优势,推动本单位的整体技术发展。

大型综合性医疗机构是医学创新的主战场,也是临床科研的主力军,强大的临床科研能力是其综合实力的体现。但国家鼓励创新、改革临床科学研究管理步伐逐渐加快,给临床研究的风险管理和管理的伦理带来了新的挑战。

第一节 医院科研管理概述

医学科研管理是对医学领域的科学研究和技术活动的管理,是运用计划、组织、协调、控制等基本手段对人、财、物、信息等有限资源进行合理配置,旨在发挥最高效率、最大限度地实现研究任务,为医院的科研创新和可持续发展打下坚实的基础,促进医疗技术和医疗质量水平不断提高的管理活动,其意义重大。

一、医院科研管理的意义

医学科研是医学科学发展的主要动力。医院要在社会环境中持续发展,必须依靠科技进步和创新来提高医院的综合竞争。一所医院医学科研水平的高低,新技术、新成果的应用程度是衡量这所医院业务水平的重要标志。

(一)实施健康中国战略的根本要求

党的十九大提出的"实施健康中国战略",是以习近平同志为核心的党中央从长远发展和时代前沿出发,做出的一项重要战略安排。它基于人民对美好生活的需求,旨在全面提高人民健康水平、促进人民健康发展,为新时代建设健康中国明确了具体落实方案。我国社会经济大步向前,医学科研管理的对象、内容、范围和形式发生了深刻变化,医院科研工作者只有加快、加深对生命科学的探索,不断丰富和发展医学理论,不断创新和提升医疗技能,不断拓宽和延伸服务领域,才能满足人民群众日益增长的医疗卫生服务需求。

（二）提高医疗水平和服务质量

随着医疗技术的发展,医学科研越来越成为促进临床诊疗技术进步的重要手段,同时也是保证医疗质量,提高诊疗水平,实现医院管理现代化,促进医院可持续发展的必然要求。医院开展科研工作就是要使医疗工作规范化,提升临床治疗的正规化水平,促进标准化方案的临床应用,将理论与实践相结合,不断提高医院的诊疗水平和服务质量。

（三）培养医学人才

优秀的医学人才一定是具有精湛的临床技术和敏锐的科研思维的复合型人才。仅仅重视医疗技术,而科研意识不强或科研能力不足会成为阻碍医学人才发展和科室整体水平发展的绊脚石,最终导致科学研究气氛不浓,科研成果下降等负面结果。医院开展科研管理工作,有利于临床科研人才的培养,可以不断优化自身人才队伍,提高自身的专业素质。医院的科研管理为医院的医技人员提高医疗水平提供了支点,为医院的人才建设搭建了必要的平台。学科建设是医院建设的基础,通过科研工作对临床实践经验进行总结,发现问题、研究问题、解决问题,同时在科研活动中跟踪、吸收、掌握国内外医学领域的新成果,对于促进医院学科发展、培养高素质医学人才和优秀学科带头人具有积极意义。

（四）增强医院的综合竞争力

医院是典型的知识密集型的服务行业,医院的科研管理水平是医院综合竞争力的重要因素。防止各种疾病传播,应对突发性公共卫生事件,提高卫生服务质量都离不开医学科技的发展和创新,实施科研兴院可以通过科技创新提高医院的管理效率,促进医院的内涵发展,实现医院可持续进步,增强医院的竞争力。

（五）促进国内外学术交流与合作

卓越的医学科研管理工作的开展,能使医务人员了解最新的医学动态发展方向,及时获取最新的医学信息和医疗技术。管理部门通过组织开展高水平的医学研究,将研究成果通过各种形式发表或进行学术交流,可以促进医院医疗水平的稳步提高,进一步扩大医院的知名度和影响力,提升医院的学术地位,为医院谋求更好的发展奠定基础。

二、医院科研管理的特点

科研活动具有继承性、探索性和创新性等根本特征,但医学科研还具有一般科研活动不具备的一些特点。

(一)研究对象的特殊

医院科研一般以人为研究对象。因为关系到人的生命权和健康权,因此必须树立以人为本的理念,坚持安全第一的原则。医院开展科研必须符合国家法律,符合伦理道德,尊重和体现被研究对象的知情权,合法、合理、合情。医院开展科研工作不仅在硬件条件、基础设施方面有高标准,而且对研究人员的职业道德、科学作风等方面也有严格的要求。医院涉及人体研究项目必须通过伦理委员会的审查方可实施。

(二)研究条件有限

医院医疗任务繁重,参与研究的人员大部分是临床医务人员,专职的科研人员比例极低。同时研究人员从事临床和科研工作,精力和时间有时难以保证。另一方面,医院的科研基础设施相对于专业研究机构一般较为薄弱,这就要求医院管理者妥善解决好医、教、研三者的关系,积极为临床科研人员创造有利于科技创新的条件和环境,制定好相应的激励政策,保护科研人员的积极性,保证科研工作的顺利开展。

(三)管理环节繁多

当今医院的科研工作往往具有多学科交叉融合的特征,这就决定了医学科研需要多部门、多科室、多领域、多团队的协作,特别是一些重大的医学科研项目,更是需要多个系统的协同配合。因此,医院科研工作涉及的人、事、物繁多,矛盾突出,给管理工作带来了一定的难度。医院科研工作应注意简化管理环节,明确管理规程,细化管理制度,避免出现管理重复、管理不力和管理盲区的局面。

(四)体现公益性质

生物-心理-社会医学模式下的医学活动不再单纯是个人或集体行为,而是整个社会各组成要素共同关注和参与的活动。医院科研活动具有公益性质,应该把社会效益放在首位。作为医院管理者,无论是组织科研活动,还是科研成果奖励,首先应该关注科研工作对社会的贡献程度。医院要大力提倡和鼓励医务人员的奉献精神,同时也要采取适当激励措施,激发医务人员开展医学科研的积极性,尊重和保护科研人员的劳动成果。

第二节 医院科研管理伦理现状及问题

随着医学科技的蓬勃发展,医院越来越重视发展临床科研,只有针对疾病开展临床科学研究,才能不断提高临床诊疗技术水平,促进医学的全面进步。然而,医院开展临床科学研究是以人(患者)为试验对象的,其伦理的、社会的问题具有特殊性。因此,为保护患者的健康权、生命权及其他合法权益,同时也为保证临床科研顺利进行,医院必须加强对科研管理的伦理现状及问题的分析,规范临床试验研究流程和规则,保护受试者的各项权益。同时,更要提倡和打造诚信的科研风气,严肃处置医学科学研究中的学术不端问题,为医学研究营造清净明澈的良好氛围。

一、医院科研伦理审查中的问题

医学研究的目的是促进医学的发展,为广大患者提供更好、更先进的治疗手段,在痛苦更少、负担更小或时间更短等情况下解决疾病对患者的困扰。不可否认,医学研究工作者的出发点是好的,他们都希望能够早日为患者减轻病痛,促进其康复。然而判断一些医学研究者在开展研究时,对受试对象权益的保护是否到位,不应仅仅凭其出发点的好坏来确定,还应当根据是否遵循《赫尔辛基宣言》的宗旨及实施原则来判断。如果对受试对象的权益造成了侵害,即使研究的内容再先进,出发点再好,通常也难以被社会舆论和道德评价接受。特别是某些研究以人体为试验对象,就必须进行人体科研的伦理审查和相应的监管工作。虽然我国在开展药物临床试验的工作中已经有伦理委员会参与其中涉及伦理部分工作的管理,但以医院名义开展的纵向科研课题的伦理管理起步较晚,且管理缺乏规范性。科研管理的不规范容易使研究人员在科研工作中忽视伦理的重要性,也使他们在工作中缺少制度管理的保护。2018年年底,基因编辑婴儿事件为缺乏法律和伦理监管的医学研究敲响了警钟,国际社会不仅需要协调制定医学研究的国际公约,更需要将国际公约转化为各国法律,确保医学科研活动符合全人类共同利益。

(一) 科研人员伦理意识不强

由于医院科研管理部门对涉及人体试验科研伦理的监管和宣传不到位，多数临床科研人员伦理意识薄弱，以为只有药物临床试验才必须进行伦理委员会的审查。有的医院在进行科研项目的申报时，为了方便项目负责人工作，课题申报采用伦理委员会先通过，等拿到课题后要开始试验时，才进行科研伦理正式的审查和备案，这在某种程度上容易使科研课题负责人认为科研伦理审查只是走过场，进一步加重了临床科研人员伦理意识淡薄的情况，有的医院甚至出现涉及人体的科研项目未取得正式伦理批号就开始实施，不受伦理委员会监管的不合规情况。

(二) 伦理委员会缺乏监管

医院的伦理委员会一般都会制订相应的会议制度、操作规程、表决办法和快速审查办法等管理制度，但委员会本身缺乏系统的外部监管和考核机制。涉及功能较多的、大而全的伦理委员会，因为其职能包括对医院的药物临床试验进行审查和监管，所以在国家药品监督管理部门定期抽查、项目结束检查时会经常性地受到外部监管，但是那些专门的科研审查伦理委员会通常很少被检查。涉及科研伦理工作通常只有在医院进行等级医院评审或年度考核时才有可能被检查，且检查的专业性并不强，伦理委员会工作中存在的不足和缺陷很难被发现，也就是说，科研伦理委员会的外部监管几乎没有。

(三) 伦理委员会功能划分不详

我国第一批医学伦理委员会于20世纪90年代初期在我国少数发达城市首先成立。随着国家对生命科学研究的重视，科技部等相关科技行政管理部门意识到对涉及人体生物医学及应用研究进行伦理审查的重要性和必要性，伦理委员会有了较大发展。即便如此，各地伦理委员会的建设水平不尽相同。有研究指出，东部地区的伦理理念和操作规程等较先进，但与发达国家相比还存在差距。差距之一就是一些医院的伦理委员会的功能未做详细区分。有的医院根据审查功能将伦理委员会分为药物临床试验机构伦理委员会、医疗器械伦理委员会、科研课题伦理委员会、新技术新项目伦理委员会、人类辅助生殖技术伦理委员会、人类器官移植技术伦理委员会等多个委员会，也有医院将其中的几个或所有的伦理委员会合并成一个。不论是一个还是多个伦理委员会，在进行项目的审查监管时，一定要行使对应的功能。如果医院对伦理委员会的功能不做详细划分，有可能会导致伦理委员会成员因为业务不熟悉而影响伦理审查的结果。

(四) 伦理委员会成员专业素养不强

伦理委员会的成员组成除了包含从事医学相关专业的人员外,还包含法律专家和非医务人员(社区代表),其目的是保证委员会成员的多学科背景,从而使伦理审查的角度更全面,以便更好地保障受试者的权益。然而,不同学科背景的伦理委员会委员的科研知识水平不同,如果尚未参加过生物医学类前沿知识的培训,加之平时不注重自身的学习和知识的积累,对审查的科研项目缺乏大的背景了解,就有可能导致在进行伦理审查时存在较大的知识面的局限性,不能充分履行科研伦理委员会的职责,从而否定或拒绝一些对人类疾病治疗有益的科学研究。某些医院因缺乏专职伦理委员会负责人,而导致科研项目在通过伦理审查后缺乏定期监督、管理和跟进,使项目实施存在一定的风险。

(五) 伦理委员会建设缺乏组织性

医院的科研伦理委员会虽然设置在医院内,为了保证伦理审查的客观、公平和公正,其组织性质应当是独立的。但常见的情况是医院伦理委员会独立性不强,委员会成员身份与研究者身份重叠,或医院药物临床试验机构的工作人员兼任伦理委员会的成员,导致部分成员既是裁判员又是运动员。另外,因为伦理委员会成员中必须包含生物医学相关人员,有的伦理委员会除了律师外,其余成员几乎全部为本院的工作人员,甚至有些伦理委员会成员多由医院行政领导担任。这种组织结构和形式往往导致伦理委员会进行审查时容易受到人际关系、行政干预等因素的影响。有的伦理委员会缺少轮职委员,快审结果最终都是由主任委员和某个固定委员签字,容易导致委员会对快速审查结果的管理出现违规操作。

二、医院科研中的学术不端行为

科学道德问题,特别是学术不端行为越来越受到国内外科学界的广泛关注。科学道德研究与建设的核心就是坚持科学诚信原则,反对科研不端行为,揭示和管理科研利益冲突,应从精神内化和制度化两个方面推进科学道德建设,倡导科研道德中的个人负责行为。目前,我国针对高校、科研机构等学术不端行为的现状和道德建设的研究较多,而针对医学科研工作中学术不端行为的研究较少。

国际上定义学术不端行为是指违反学术规范、学术道德的行为,是指捏造数据(fabrication)、篡改数据(falsification)、剽窃(plagiarism)或其他在申请课题、实施研究、报告结果过程中违背科学共同体惯例的行为。此外,一稿多投、侵占学术成果、伪造学术履历等行为也可包括进去。欧洲于1974年成立了欧洲科学基金会(European Science Foundation,ESF),ESF和全欧科学院通过组织系列研讨会,专门制定了欧洲科研诚信行为准则,对学术不端行为的形式作了表述。美国于1992年成立了研究诚信办公室(Office of Research Integrity,ORI),除了对不端行为做出反应外,ORI还采取了一系列促进诚信和负责信任研究实践的措施。中国科学技术协会于2004年披露了中国学术的七大"不端行为",并于2007年制定了《科技工作者科学道德规范(试行)》。2009年,科技部、教育部等10部门联合发布了《关于加强我国科研诚信建设的意见》,国家自然基金委员会也发布了《国家自然科学基金委员会工作人员职业道德与行为规范》。由此,医学科研中的学术不端行为可以概括为"在医学研究的计划、实施、评议研究或报道研究结果中伪造、篡改、剽窃或违背人体生物医学研究国际伦理准则等科学共同体公认的科研行为准则的行为",其认定的条件是:表现为对公认惯例(包括医学伦理准则)的重大偏离;已经进行了有目的、故意或草率的行动;发生有关行为的证据确凿。具体包括如下行为和现象。

(一) **研究选题与资源配置不合理**

医学科学研究选题应当考虑研究的学术价值、社会影响和研究的创新性、可行性和应用性。存在的问题包括以下几个方面。

1. **研究选题问题** 不具备相关研究基础;课题无创新性,为低水平重复研究,或盲目模仿他人,或改换题目重复自己前期研究;选题涉及人类受试者、实验动物,或需要使用涉及生物安全和生命伦理等问题的特殊材料,而未经专门伦理审查机构批准。

2. **课题申请问题** 为争取研究经费,设定研究任务超出最大工作负荷(主要涉及临床与科研工作时间统筹);未经他人同意,申请材料剽窃他人成果,或假冒他人署名,或伪造证明材料;课题经费预算不合理;申请、评议和公示期间拉拢、贿赂评审人员或项目管理人员。

3. **资源配置问题** 将资源挪作他用(包括但不限于研究时间);资源配置不足(包括但不限于承诺的研究配套经费或其他研究条件)。

(二) **数据的收集、保护和共享存在重大偏倚**

医学科研数据采集和统计要确保原始性、真实性和完整性,保护受试者个人隐私,数据共享要知情者同意。存在的问题包括以下几个方面。

1. 数据收集问题　在研究材料中不真实地描述实际使用的材料、仪器设备、实验过程等,或不适当地改动、删除数据、记录、图像或结果,使研究过程结果不能得到准确的反映;收集和使用个(他)人信息,未获知情者同意;对数据收集未监督;对公众健康或公共卫生等有重要影响的数据未及时上报或公布。

2. 数据的保护与共享问题　数据损毁、灭失或被篡改;应予以保密的数据泄露;数据归属和使用缺乏监管。

(三)科研伦理与试验对象利益与风险的失衡

医学科研涉及人类受试者和实验动物,必须遵循尊重(知情同意)、有益(风险和利益的评估)和公平(受试者选择)原则。存在的问题包括研究设计和实施未充分权衡受试者的风险或利益;招募受试者有意或无意地对其诱导或误导;受试者的医疗保护、伤害赔偿、个人隐私及弱势群体的保护不充分;知情同意权不充分;研究保密要求和潜在利益冲突未做处理;关怀实验动物不充分。

(四)导师与受训者的责任、监督与评议缺位

医学科研项目负责人应当对研究人员和研究生进行指导、监督和评议。存在的问题包括:一方面,某些导师或项目负责人没有足够时间和精力指导有关人员的具体工作或创造独立研究条件;缺乏日常研究工作的监督;不尊重研究人员的学术见解或合理要求。另一方面,个别研究人员不尊重或不配合导师工作;研究产生分歧,不及时主动沟通。

(五)学术报告署名与学术成果出版不真实

凡符合医学科研合作者或成果完成人身份者均享有署名权,研究成果发表与出版要遵守诚信原则。存在的问题包括:某些研究成果重复发表、自我抄袭、搬来主义、随意摘用或东抄西凑;一稿多投;不该署名者署名,或该署名者尚未署名;署名顺序未按所做贡献大小排序。

(六)学术交流与合作中的角色与管理问题

医学科研的学术交流与合作应当遵循相互信任与尊重的原则,认真履行自己的职责与承诺,遵守知识产权方面的有关规定。存在的问题包括:有些研究人员隐瞒重要科研成果或压制不同学术观点;成果归属与转让存在争端或知识产权纠纷;未经对方同意私自发表、出版或泄露成果;对已知他人的学术不端行为故意隐瞒或给予配合。

(七)利益冲突的处置

在科研申请、同行评议、成果发表或决策咨询等医学科研活动中,当事人

存在自身或团体利益时,应当自觉规避。存在的问题包括:某些项目受企业或私人资助,或受领导委托,在发表成果时有失客观,结论带有明显的倾向性;存在或潜在利益冲突时未及时回避。

(八) 科研管理与同行评议不严肃、不公正

医学科研的管理和同行评议应当保证评议过程的严肃性、科学性和公正性。存在的问题包括:部分科研项目的申请、审批、检查、督查和成果报奖材料的真实性、准确性审核及程序中存在漏洞;内部管理存在行政干预或违规行为;研究经费管理混乱。某些应该接受同行评议的项目故意绕过评议组织者与被评议人直接接触;评议活动不客观、不公正;剽窃他人成果或泄密。

(九) 科研诚信道德的教育、培训与指导缺失

存在的问题包括:医学科研活动中未建立科研诚信教育、培训制度;未建立有效的学术不端行为督查和评价体系;未建立科研道德委员会,及时受理和查处科研不端行为。医院管理者应加强科研诚信教育,掌握并遵守科研行为规范,指导、监督下属工作。

第三节　医院科研管理伦理原则

医学承载人类健康责任,技术能力、服务标准、职业道德和社会责任心共同构成这个行业的灵魂。不伤害和有利原则、尊重和公正原则是建立良好医患关系和规范医疗服务行为的职业伦理体系的伦理基础,已被国际、国内行业规范所认定。医学科研的发展,要在保证真实性、有效性、安全性的基础上,确保受试者自主选择、风险最小化和社会公正,并建立起与之配套的各项程序。面对当前医疗公平问题突出且医患关系日益恶化、医学科研领域丑闻和伦理争议层出不穷的诸多问题,医院管理功能应向伦理道德和社会科学领域延伸,以期为获得高质量的医疗卫生服务和全领域的健康发展提供助力。

医学科研不同于其他研究领域,其特殊性主要在于人体生物医学研究涉及医学伦理问题,即受试者风险与利益评估。因此,医学科研管理中最核心的原则就是保护受试者权益,医学研究的全程要认真执行知情同意原则,做到尊重患者的自主权利,有利和不伤害。研究结果必须实事求是,决不允许弄虚作假,违背医学伦理道德,同时,研究成果的使用不能危害人、动物和自然生态。在医院科研管理的过程中,医院伦理委员会应发挥重要的审查和监管作用。

医院应当从长远利益考虑,从整体利益出发,为科研伦理委员会配备足够的工作人员,保障项目的监管到位,并加强对员工的科研伦理意识宣传,保证科研工作在不违反伦理的基础上具有创新性。上级主管部门也可以考虑建立专门的监管机构,加强对各辖区域的科研伦理的管理工作,促进科研伦理的规范化进程。

一、造福人类的社会公益本质

医学科研的目的是探索疾病的本质和防治规律,维护和增进人类的健康,保护人的健康,是直接为社会生产力中最重要的要素——劳动力服务的,同社会生产有着直接的联系,属社会公益性事业。如牛痘的发明使天花在全世界范围内得以消灭,抗生素的发现使无数被病菌感染的垂危人重获新生。在医学模式和疾病谱发生根本转变的今天,新的医学基础理论、新的诊疗技术与方法、新的药物和仪器正在不断地向人类提供新的医疗保健措施。因此,对于以社会效益为主的医学研究,政府部门和全社会要承认和鼓励其所取得的研究成果对社会的贡献,要以与社会经济条件相一致的经济手段对社会公益性成果予以奖励,要提倡与表彰公益性事业研究者的奉献精神,并给予从事医学研究工作所需的物质保障。

随着人类生存空间的扩展和生存环境的日益恶化,医学科研工作者的使命更为艰巨复杂。医学科研是永无止境的,医学科研工作者只有树立了正确的科研目的和动机,才能端正医学科研的方向,才能树立起增进人类福祉的社会责任感和使命感,才会激发科研热情和动力,才会发扬拼搏精神并取得丰硕成果。任何片面地从个人兴趣出发,凭主观臆造选择研究课题,甚至从事有害于人类的研究行为,都是违背医学科研管理的伦理原则的。

二、保护受试者各方面权益

任何医学技术的应用、新药、新器械的使用都离不开人体试验。我国是世界上人体试验受试者贡献率较高的国家之一,我国很多大医院与国外企业或医学科研机构有着医学科研项目的合作。然而在这些科学研究过程中,受试者权益受到损害的事件时有发生,受试者的权益亟需维护。受试者权益既有法律学的意义,也有伦理学的意义,主要包括生命健康权、医疗救治权、知情同意权、拒绝治疗权、隐私权、经济补偿权等。受试者的权益、安全和健康必须高于科学利益和社会利益。研究机构和研究人员应对参加临床试验的受试者提供保险,对与试验相关的损害或死亡的受试者承担治疗费用及相应的经济补偿。现实研究中,出于某些主客观原因,受试者权益时常受到损害。主观上来讲,由于医院管理者、医务人员对保护患者权益问题没有充分的认识,导致了不尊重患者、随意曝光患者隐私、过度医疗、让患者及家属承受不必要的经济损失等问题。客观上来讲,在医学科研中,面临不可预知风险或应对方式不当不及时而导致受试者权益甚至生命受到损害的情况也时有发生。

医院伦理委员会应通过审查和监督的途径依据伦理原则、制度和一定的程序来真正保护受试者权益。伦理委员会的建设和伦理审查制度的完善,可以有效保证涉及人的生物医学研究的科学性。伦理审查包括初审和跟踪审查。医院伦理委员会的初审会依据严格的伦理标准进行,包括研究目的、风险评估是否得当;受试者的入选方法是否正确;受试者的知情同意权是否充分;受试者人格权和个人隐私的保护是否得当;试验中健康和生命被损害后得到的治疗和赔偿等。这些审批标准和伦理评估原则都是围绕保护受试者权益为中心而制定的。对于主观原因,医院伦理委员会可以从3个方面保护患者权益:①对医院管理者、医务人员进行伦理教育和培训,这样可以提高他们对保护患者和受试者权益的认识;②通过制定相应的医院科研管理伦理规范约束医务人员的行为从而保护患者权益;③对医务人员的医疗行为进行监督,以确保患者的权益不受损害。对于客观原因,医院伦理委员会也可以从3个方面保护患者权益:①在临床手术前为医生提供伦理咨询,使医生无论在伦理认知方面还是在治疗方案内容中都能避免伦理失误,将风险降到最低,尽最大可能保护患者权益;②为患者提供伦理咨询,就患者对自身权益问题提供建议,例如在器官移植手术前,患者可以就风险和受益问题对医院伦理委员会进行咨询,然后再做出决定,以保障自身的健康和生命安全;③通过严格伦理审查保护患者权益。

三、实事求是的科学精神

近200年来的基础科学研究为医学发展提供了重要动力。物理学、化学、生物学的重要成果和跨学科合作应用推动了生理、病理、医学干预方式、药物研发及医疗器械和技术应用的全面变革。医学与科学的紧密结合促使医学拥有了更好服务于人类健康的能力,但医学科研必须遵循实事求是的科学精神,必须遵循诚信原则。科研诚信之所以必须,首先是因为科学研究的目的是获取认识和解释世界的"真"知,确保其"真实性"的基本前提是研究者必须诚实汇报其观察到的所有现象,同时,研究者有义务维护其自身荣誉、科学界的荣誉和社会信任。

我国的"仁爱救人,人命至重"观念是历代医学家所遵循的道德原则。唐代孙思邈"博极医源,悉心钻研,广采各方";明代李时珍一部《本草纲目》历时二十六载,耗尽心血;清代王清任的《医林改错》敢于对古人的经验提出质疑,在很大程度上促进了医学的发展。

医学科研工作者的诚实直接关系到人的健康和生命安全,关系到人类繁衍和生存质量。每一位科研工作者都要有严肃、严格、严密的"三严"作风,提倡做老实人,办老实事,不来半点虚假。在科研具体工作中需做到:按照试验设计的要求,完成全部步骤及项目,达到试验质量及数量要求。不能以任何原因任意取消其中任何步骤及项目。认真观察试验,如实记录各项指标及数据,客观评判阴阳性反应,真实收集和积累调研数据,不得隐瞒或随意编造,更不能因数据与预期效果背离而篡改数据。当试验失败或不符合要求时须再做,不能把不合规的试验结果作为分析结果的依据。在总结或撰写论文时,要尊重客观事实,通过归纳、演绎、对比、综合等形式进行科学处理,得出真实合理的科学结论。

医院管理部门要建立科研诚信教育制度,严惩学术不端行为,坚决遏制学术不正之风。加强对学术不端行为的调查处理力度,调查过程要科学、严谨,既要注重保密性,又要避免对不端行为的错误判断。对经查实存在严重学术不端行为者,要采取适当的制裁措施,科研道德委员会要敢于在适当范围内公布违规者的姓名、科室、违规情况和处理决定,绝对不容许包庇、护短、宽容和迁就。

四、团结协作的合作精神

团结和协作是科学发展的必然要求,现代医学的突出特征是跨学科多层次的联合。现代电子技术、信息技术、核物理技术等在医学上的应用,使医疗科研水平有了大幅度的提高。多学科的相互交叉和渗透,使医学逐步走出了传统的生物医学模式,进入了"生物-心理-社会"医学模式阶段。医学科学的研究领域也在不断拓展,这带动和拉动了相关学科、边缘学科的发展,集体攻关已成为现代医学科研的突出特征。"人类基因组计划"是在世界范围内协作完成的,我国承担了一部分,这一部分也需要多学科、多领域的许多科研人员共同完成。因此,一个医学科研工作者必须具备谦虚谨慎、团结协作的道德素养和优良品格。这个素养集中体现在:正确对待他人和尊重他人的劳动、正确评价自己和自己的成就、正确处理不同学科之间的关系上。一个医学科研工作者能否正确地评价和对待同行和合作者,是医学科研道德水平和伦理素养的基本表现。从科学的真实性原则出发,在科研成果的归属,论文、课题的署名,利益的分配上,应以实际所做的工作和贡献的大小确定。依仗权势,掠人之美是不道德的;用挂名、替他人署名等方式"拉关系",甚至搞利益交换更是不道德的,这不仅破坏了科学本身的严肃性,而且严重危害社会风气,造成人际关系的畸型发展。团结是在尊重科学的前提下实现的,科学观点的争论并不违背团结的原则;协作是在平等合作的原则下建立起来的,贡献有多少之分,水平高低往往表现在不同的研究领域,博采众长才是科研协作的根本内涵。

(杜　萍)

第十一章 医院文化管理伦理

案例导读

协和医院百年文化传承

北京协和医院是一所拥有近百年历史的医院,传承悠久、底蕴深厚,在百年医疗服务实践中积淀形成了独具特色的医院文化体系,称为"协和文化"。协和文化不是无根之水、无本之木,而是有着近百年的历史传承,延续了一个世纪的文化基因。几代协和人在医疗实践中不断理解着、丰富着、传承着协和文化,使其逐步内化为协和人的文化自觉和价值追求,从而指导医院医、教、研、管各项工作开展。"教授、病案、图书馆"被誉为协和"三宝"。老教授更像是一种精神的风向标,从病历的严谨工整到对患者观察的一丝不苟,都为青年医生们做出了表率。让优良传统与崇高医德风范走进新时代,从老一辈传承到青年医护人员,这是医院持之以恒的一项重要工作。

新华社《国家相册》拍摄的微纪录片《三位"大"医生》,讲述了协和张孝骞、林巧稚、曾宪九3位前辈与患者之间的3个小故事,一周点击量超过1 200余万次,在社会各界引起了很大的轰动。3位大医生的故事浓缩成一句话:大爱成就大医。3位"大"医生之所以"大",不仅在于医术精妙,更在于见惯了疾病痛苦后,仍将患者视若珍宝,所以可以说是"大爱成就大医"。35年前,曾宪九医生在自己身患肿瘤晚期,距离辞世仅有7个月的时候,遇到一位怀疑胰腺占位性病变的患者,亲笔写信督促她返院复诊。而今一位内科住院医师在急诊科轮转当班时,突然接到骨髓室来电话报告危急值,怀疑有个患者是急性早幼粒细胞白血病,此时患者早已离院不知去向。这位青年医生急忙从医嘱系统里查询患者的电话号码,不停地打电话,最终联系到患者家属,不厌其烦地强调病情的凶险,终于引起了对方的重视,同意继续治疗。后来,患者很快被收入院,治疗效果良好。青年医生的古道热肠又何尝不像当年的曾宪九。有人形容说:协和的大夫都是"熏"出来的。正是在这种特有的文化氛围的熏陶下,百年协和文化精髓才得以传承发展,修医德、重品行、全心全意地为患者服务已成为全体协和人共同的价值取向和行为准则。

引自:中国医院杂志,2019,第7期《北京协和医院以优秀文化引领现代医院建设的实践探索》

医院文化是一所医院在长期发展中形成的、全体员工共同认同和遵守的价值理念和行为准则,优秀的医院文化具有凝聚、激励和约束作用,可以引导员工产生良好的行为,提高员工和患者的满意度。近年来,医院文化作为现代医院管理制度的重要组成部分,日益受到重视。2017年,国务院办公厅发布《关于建立现代医院管理制度的指导意见》,将加强医院文化建设写入现代医院管理制度,为公立医院改革做出了关键性的制度安排。

第一节 医院文化概述

医院文化是医疗卫生系统特有的行业文化,是医院管理的重要内容,特别是随着医院外部的生存环境和发展环境的深刻变化,要求医院必须加强文化管理与之相适应。

一、医院文化概念

(一) 文化概念

文化是人类在生息繁衍、生产实践过程中创造的特殊产物。《现代汉语词典》对文化的定义是:"人类社会历史发展过程中所创造的物质财富和精神财富的综合,特指精神财富,如文学、艺术、教育、科学等"。

在西方,"文化"一词最早来源于拉丁文"culture",它主要是指耕种、培养、练习、教育等,与自然事物相对应。著名的英国人类学家、文化进化论的代表人物爱德华·伯内特·泰勒给"文化"下过2个定义:①在《人类早期历史与文化发展之研究》中,文化是一个复杂的总体,包括知识、艺术、宗教、神话、法律、风俗,以及其他社会现象;②在《原始文化》中,文化是一个复杂的总体,包括知识、信仰、艺术、道德、法律、风俗,以及人类在社会里所得到的一切能力与习惯。美国人类学家克罗伯和克鲁克·洪在其《文化:概念的批判考察》一书中提出了一个综合性的定义:"文化是通过符号获得,并通过符号传播的行为模型,这类模型有显性和隐性的;其符号也像人工制品一样体现了人类的成就;在历史上形成和选择的传统思想,特别是其代表的价值观念,是文化的核心;文化系统一方面可以看作行动的产物;另一方面又是进一步行动的制约因素"。虽然这些界定从今天看来都有一定的局限性,却为其后的文化研究奠定了重要的基础。

在我国,"文化"的概念很早就形成了,在《易经》贲卦的卦辞中有"观乎天文,以察时变;观乎人文,以化成天下"的表述。直到近代,依然有大量的学者对文化进行着研究,如梁启超在其《什么是文化》中提到,"文化者,人类心能所开释出来之有价值的共业也"。胡适在其《我们对于西洋近代文明的态度》中提道,"文化是一种文明所形成的生活的方式"。梁漱溟在其《中国文化要义》中提道,"以文字、文学、思想、学术、教育、出版等为文化"。毛泽东在其《新民主主义论》中强调,"一定的文化是一定社会的政治和经济在观念形态上的反映"。这些论断都进一步深化了对文化概念的研究。

(二) 医院文化概念

医院文化(hospital culture)是社会文化中的一种亚文化,它是随着企业文化的兴起逐渐在医学界被提出来的,是一种带有鲜明行业特点的文化。医院文化是指处于一定经济社会背景下,医院在长期医疗服务过程中逐步形成和发育起来的日趋稳定的独特的价值观和医院精神,以及以此为核心生成的道德规范、行为准则、理想信念、医院传统等,并在此基础上生成的医院服务意识、服务理念、经营战略等。它是医务人员在长期医疗工作实践中形成的一种植根于传统文化,又体现着医疗行业特点的文化,是医院高层管理者与广大医护工作者在提供医疗服务的过程中创造的观念形态文化、物质形态文化和制度形态文化构成的复合体。

医院文化既是社会文化在医疗卫生领域的拓展和延伸,又是具有医院特色的理论概念、框架结构、价值取向和个性特征。对医院文化的内涵需要从2个方面来把握:①广义的医院文化,是泛指特定群体在医疗及与之相关领域生产实践中创造的物质财富和精神财富的总和;②而狭义的医院文化,是指全体医护员工在医学实践、社会生活与交往等实践活动中形成的以人为核心的文化心态、观念心态和行为规范。如果我们不能深刻地把握医院文化的内涵,就不可能把医院文化上升到医院管理的整体理念上来考虑,也不能准确理解医院文化本身就是医院重要资源的观点。

二、医院文化的结构

结构是一个事物各个部分之间的配合和组织关系,如工程结构、文章结构等。医院文化的结构属于学科结构的范畴,学界对医院文化的结构有不同观点,有 2 种分类方法:一种为三分法,即分为表层物质文化、中层制度文化、深层精神文化 3 个层次,形象地比喻为"心、手、脸"文化;另一种为四分法,即分为表层物质文化、浅层行为文化、中层制度文化、核心层精神文化 4 个层次。这 2 种分类方法都是由表及里,由浅入深,并形成一个系统严密、相互联系的结构,我们认为四分法更为详细。

(一) 表层物质文化

表层文化又称显性文化,是以医院的实体的物质形式表现出来的。医院物质文化层的横向网络结构是由医院各种物质条件要素构成的,如医院门诊、病房及各种辅助用房等建筑要素,医院山水、亭台楼阁、道路花草等环境要素,医疗设备、救护车辆、文化体育器材等设施设备要素。医院能够物化的各种科学技术治疗要素、各种文件档案资料要素、病案与图书情报资料要素、财务资料要素等,它们共同构成的有机连接网络是医院工作的物质基础,同时也是体现着医院文化的最直接的外部表征。

(二) 浅层行为文化

浅层行为文化属于实践文化,是指在医疗服务和医院生活中产生的活动文化,主要包括服务态度、服务技术、服务风尚及医院宣传、群体活动、文体活动中产生的文化现象,是医院员工在这些活动中体现的精神风貌、人际关系的总称,也是医院精神和价值观念在医务人员行为方面的外在展现。

(三) 中层制度文化

又称为方式文化,表现在医院的各种规章制度、规范和管理、行为准则之中。医院作为技术密集型单位,同时也是经营管理实体,要求员工的个体行为符合一定的制度规范,并将之固化为具有共性和行动一致性的文化。制度具有权威性和约束性,一旦制定,就要求严格执行,发挥其对某项活动的调节和规范作用。制度文化的特点以各种技术规范等技术软件和管理制度等精神软件体现,包括医院的各种规章制度和操作规程,是医院文化中外化形态的行为基础。

(四) 核心层精神文化

核心层精神文化属于思想意识形态的范畴,是医院文化中最深刻最稳定的要素,通过医院员工的观念和行为体现出来。具体包括医院的管理理念和员工的文化心理、服务理念、价值标准、精神风貌等,并对物质文化和制度文化发挥引领作用,是整个医院的灵魂。

以上4个层次构成相互连接、相互作用、相互渗透的有机整体,其中物质文化是医院制度文化的物质基础,物质文化必然带来与之相适应的行为文化的变化,物质文化既是行为文化得以贯彻的保证,又是精神文化的载体和体现。精神文化是整个医院文化的最高体现,对整个医院的文化建设具有导向作用。

三、医院文化特点

医院文化的特点可以归纳为以下6点。

(一) 时代性

医院文化是时代精神的反映和具体表现,是在一定的历史文化、现代医学科学技术影响下,由医院管理学科形成和发展起来的最新成果,受到当地当时政治、经济形势和社会环境发展变化的影响,具有明显的时代性。在卫生改革不断深入、人民生活水平日益提高的今天,医院文化不仅体现了社会主义的基本特征,而且充分体现了新时代的精神特征,渗透了现代医院经营管理的思想。

(二) 人文性

人文性是医院文化的最显著特征之一,医院的一切活动都是围绕患者开展的,服务对象是患有身心疾病的人群,这就决定了必须坚持以人文本,体现人文关怀,这就要求医务人员除了具备过硬的医学专业技术外,还必须具备基本的人文素养。因此,医院文化建设要体现对医务人员的熏陶和引导,通过医院文化激发医务人员的使命感和责任感。同时,要致力于构建和谐的医际关系,倡导协作精神和集体主义,建立亲密、友善、互助、信任、上下亲和的关系。还要注重员工的自尊、自我实现等高层次的心理需求,并把这些带有"人文"色彩的信念、价值观等注入员工的心灵深处,在医院形成一种和睦相处、同舟共济的文化氛围。

(三) 社会性

医院是一个小社会组织,是社会集体中的一个细胞,医院的生存和发展离不开所处的社会大环境。因此,先进的医院文化必须追求与社会环境的和谐,医院应具备高度的社会责任感,在医院承担社会责任的过程中,医院员工在文化的熏陶和感染下,通过提供优质的医疗服务,与公众保持良好的公共关系,促进良好社会风气的不断形成,使医院与社会环境成为一个相互依赖、相互联系、相互作用的有机整体。

(四)继承性

医院文化不是无根之木,而是生长在优秀传统文化土壤之中的,积极继承优秀传统文化,是医院文化的重要特征。

(1)继承社会主义的优秀传统文化和医学文化精华,毛泽东同志概括的以国际主义精神、毫不利己专门利人的精神和对技术精益求精为特征的白求恩精神,是广大医务人员应该追求的最高精神境界,另外"医乃仁术""大医精诚"等都是中国医学文化的精华。

(2)继承本院的优秀传统文化,这在一些历史悠久的医院体现得更为明显。如开篇案例中的协和医院那样,医院一代又一代医务人员在医疗实践中积淀的文化底蕴,以及医院各项文明建设成果在医院文化建设中发挥着重要作用。

(3)借鉴各国医院文化的精华,融入中国医院文化建设之中。

(五)创新性

医院文化是在医疗实践和医院管理活动中长期培养形成并且不断充实和发展起来的,创新是发展的动力。继承是创新的基础,创新是在继承的基础上追求更高层次的目标,离开了创新的继承就意味着停滞不前。先进的医院文化具有随着医院发展而与时俱进的强大革新能力,它以无形的魅力推动和引导医院员工发挥创新潜能,这种创新不仅是医疗技术和服务的创新,更重要的是观念、意识及相关体制和制度的更新。

(六)传播性

医院是精神文明传播的窗口,知识密集、技术含量高,而且与人民群众的生老病死高度相关。一方面,医院通过医疗活动,保障社会劳动力的健康;另一方面,以自己特有的医院文化向医院外部辐射,影响整个社会。这种传播和影响主要表现在:医院通过自己的良好形象、价值观念、发展目标、职业道德、医院精神、行为规范、院荣院貌等影响患者和社会,对全社会的精神文明建设发挥着重要的推动作用。

四、医院文化功能

医院文化功能是指医院文化在医院工作和建设中发挥的作用与效能。根据国内外学者对医院文化功能的研究和众多医院的实践,可以把医院文化的功能概括为以下几个方面。

(一)导向功能

医院文化的导向功能是指其引导医院员工为实现医院目标而自觉地努力、主动适应不同层次人群的健康需求的作用。医院文化的深层内核是医院全体员工的共同价值观念,它不仅决定了人们的行为取向和对事物的取舍,以潜移默化的形式,影响着一定背景下的人们,而且对医院全体员工具有很强的感召力,这种感召力可以长期引导员工为实现医院的目标而积极工作。医院文化的导向功能一般通过以下4个方面来发挥和体现。

1. *定位价值目标* 医院作为价值主体,是在为社会服务过程中实现自己的价值的,同时,又在为人们健康服务中满足自己的需要。因此,医院的价值目标应定为不断满足人们日益增长的医疗保健需求。

2. *校准价值取向* 医院每一个员工都必须用定位的价值目标来内化自己的价值观念,矫正自己的价值取向。

3. *制定规章制度* 使价值取向明文化、确定化,从而起到导向作用。

4. *价值观念的转化* 把价值观念转化为全体员工的共同信念、共同意志,把价值观念转化为现实医疗保健活动,这一转变是价值观念的外化,也是医院文化导向功能的最终体现。

(二)凝聚功能

医院文化的凝聚功能是指其把医院员工紧紧地联系在一起,同心协力,为实现共同的目标而奋力拼搏、努力工作的作用。医院文化就像一种黏合剂,通过认同感、归属感、向心力培养医院员工的群体意识,形成医院内部的和谐氛围,使全院员工自觉地树立爱院、兴院的责任感和主人翁意识。当医院文化的核心即价值观被员工认同后,就能从各个层次各个方面把千差万别的员工融合起来。医院文化的凝聚功能一般通过以下5个方面表现出来:①通过医院文化培养的群体价值意识;②医院员工对医院目标的认同感;③医院员工对人民健康事业的使命感;④医院员工对医疗这一职业的自豪感和认同感;⑤医院员工对医院的归属感。

第十一章 医院文化管理伦理

（三）激励功能

医院文化的激励功能是指其通过外部的精神和物质刺激，使医院员工产生一种情绪高昂、奋发进取的力量。共同的理想和目标可以增进员工的荣誉感和使命感，具有强大的激励作用。医院文化所倡导的观念和宗旨，为员工提供了良好的激励标尺，通过积极向上的思想观念和行为准则，形成强烈的使命感，使员工从内心深处自觉地产生为医院拼搏的献身精神，从而促进医院的良好发展。医院文化的激励功能一般通过3个方面体现出来：①激发医院员工团结一致、奋发向上的精神状态；②激发员工履职尽责，最大限度地调动员工的积极性；③激发员工院兴我荣、为院争光的荣誉感。

（四）协调功能

医院文化的协调功能是指其协调医院内部、医院和社会之间的关系，使医院内部协调统一、医院和社会之间和谐一致的作用。任何一家医院内部都存在着各种各样的矛盾冲突，存在着认识差异，每个员工的专业技术水平、观念思维、职位职称也存在差异，这就需要医院文化的调节。通过医院文化中体现的共同信念和目标使员工主动加强自我约束，勇于承担责任，通过共同磋商，解决意见冲突。在医院外部，医院文化都是强调医院能够更好地为社会服务，社会不同人群有不同的医疗需求，而医院须尽可能地调整自己，满足人们对医疗保障不断增长的需要，协调医院与社会不断产生的供需矛盾。医院协调功能一般通过以下方式发挥和体现出来：①通过平等协商、共谋发展的方式和同化作用来协调内部关系；②通过沟通和主动收集、反馈社会信息，树立良好的医院公众形象和品牌的方式来协调医院与社会的关系。

（五）辐射功能

医院是一个开放的系统，其成员不仅在内部从事活动，而且还会与外部环境发生联系。因此，医院作为特殊的社会窗口，涉及面广、接触人群多、人际交往频繁、对社会的辐射面较大。医院文化一旦形成较为固定的模式，不仅在医院发挥作用，而且会通过各种渠道对社会产生影响，用凝聚着全院的智慧与理念的医院文化，向公众表达管理水平、精神风貌和道德风尚，获得社会公众的信赖与好感。这就能够产生一种强大的辐射作用，使医院的知名度和社会形象显著提高，产生良好的社会效应，有利于医院面向社会广招人才、吸引人才、留住人才，从而增强自身的发展实力。同时，也有利于取得社会公众和有关部门对医院的理解、支持和帮助，从而促进医院的发展。

第二节 医院文化建设的现状与构建医院文化管理伦理的意义

一、我国医院文化建设的现状

随着知识经济的发展和经济全球化,医疗市场的激烈竞争越来越表现为文化的竞争,医院文化已经成为医院生存与发展的重要因素。越来越多的医院管理者认识到,没有强大的医院文化,就没有卓越的医院价值观、医院精神等,再高明的医院战略都很难确保医院的健康发展。在这样的背景下,我国医院文化建设方面取得了积极成果,但也存在较大的提升空间。

(一)形成了一批文化特色鲜明的医院

经过多年的医院文化建设发展,形成了一批文化特色鲜明的医院,如本章开篇提到的协和医院就是这样的典型,这些医院在特色医院文化的作用下走上了良性发展的轨道。这些医院的成功经验就在于坚持继承性和创新性的辩证统一,既注重挖掘继承医院的优良传统,又不断融入最新的文化元素,从而在设备设施、医院环境等物质文化、具有约束力的制度文化、具有引领和导向功能的精神文化等方面都实现与时俱进。这样的医院文化具有强大生命力,更容易得到员工的高度认可和积极践行,从而引导和推动医院的科学发展。

(二)对医院文化建设的理解程度亟待深化

当前大多数医院都非常重视文化建设,但有些医院却没有真正了解医院文化的内涵,也没能全面认识到医院文化的内容、性质,甚至因此错误地理解文化建设的重要作用,潜在地认为文化建设不能带来经济效益。在这种观念主导下,有些医院管理者往往狭隘地将医院文化理解为组织医务人员参加文娱活动或者晚会,抑或是认为建设一些文娱设施,也有一些管理者将医院文化简单地等同于思想政治工作、医德医风建设。而且对医院文化的建设在平时没有给予足够的重视,总是在上级评审"文明医院"时,才临时准备应付验收,这些都导致医院文化建设流于形式。对于普通医务人员来说,可能认为医院文化建设和治病救人关系不大,自己只要靠医疗技术治病救人就行了,对于参加医院文化建设活动的出发点就会出现偏离,不能发挥文化建设的应有作用,长此以往,医务人员很有可能出现见利忘义、见死不救的情况,这不仅损害患者的利益,而且还会影响医院的可持续性发展。

（三）医院文化建设中存在一定形式化倾向

医院文化建设的举措主要集中地表现为提炼医院目标、愿景和宗旨,组织文艺汇演、体育比赛等方面,虽然这方面是医院文化建设的重要组成部分,但并不是全部。如果将这些等同于医院文化建设,势必会造成医院文化建设的系统性不够,不能真正地深入各科室层面,造成文化建设和业务管理相互脱节的"两张皮"。这样的文化建设不但不能获得广大职工的认同,反而可能招致反感。此外,医院文化建设存在同质化倾向,医院之间相互模仿,简单地将别的医院的文化建设经验照搬过来,没有很好地挖掘和结合本院历史和实际,导致千院一面,这样的文化建设必将沦为摆设,不能发挥应有的功能和作用。有些医院文化建设急于求成,追求短期的功利目的,期望短时间内能够在医院文化建设方面收到较好的效果,而忽视了文化建设的客观规律,在这种功利目的的驱使下,一旦文化建设达不到预期目的,医院方面可能就会热情大减,重视程度和投入都会受到影响。

（四）医院管理运营机制对文化建设的支撑不够

先进的医院文化离不开现代化的管理运营机制。在互联网时代,随着医学模式的变迁和数字化信息化的挑战,医院的文化建设必须适应时代条件和医院深化改革的需要,在文化建设的现代化方面下够功夫,将文化建设作为管理的重要抓手之一。但是在具体的文化建设上,大多数医院没有专职负责文化建设的部门,而是采取综合办公的形式,再加上文化建设物资投入不足,资金保障跟不上,使得医院文化建设从理论指导、领导机制、运行机制到工作方法等方面都面临诸多难题。因此,当前医院的管理运营机制对医院文化建设的支撑需要加强。

二、构建医院文化管理伦理的意义

通过以上分析,我们发现医院文化管理领域同样面临着本书第三章所总结的"医院管理伦理的问题及挑战",即管理者的伦理观念落后、管理制度与人文关怀理念、经济效益与社会效益难以协调等矛盾,因此加强医院文化管理伦理的构建非常必要。

（一）适应新的医学模式的必然要求

现代医学模式已由生物型,集现代科技、生物学、心理学、社会学为一体,而成为新的生物-心理-社会型医学模式。在新的医学模式下,医院不能将患者仅仅当作生物个体,而应该看成具有社会属性、心理特征的个人,不仅要治疗患者的生理疾病,还要分析患者的心理需求、社会关系、性格偏好等精神方面的特征,从而提升诊疗服务的水平。如儿童医院在为孩子治疗的同时,还需要用爱和幽默的力量抚慰孩子。新的医学模式从理论到实践还有很长的路要走,需要医院结合职业精神教育加强文化建设,从而使医务人员从内心认同并践行新的医学模式。

(二)适应卫生事业改革的必然要求

2016年,党中央、国务院召开了新世纪以来第一次全国卫生与健康大会,颁布实施《"健康中国2030"规划纲要》,开启了深化卫生与健康事业改革的序幕,提出要坚持把人民健康放在优先发展的战略位置,指出必须把保障好人民群众基本健康权益放在首位;坚持"大健康"发展理念,从"以治病为中心"转到"以健康为中心",突出预防为主,坚持政府、社会和个人共同参与;坚持卫生与健康事业公益性,毫不动摇地把公益性写在基本医疗卫生事业的旗帜上。要把这些基本思路体现在医疗实践中,作为医疗实践主体的医院必须为此营造良好文化氛围,将这些基本理念体现在行为文化、物质文化和制度文化中,为卫生事业改革的顺利推进创造有利条件。

(三)提升人民群众健康获得感的必然要求

医院与患者是一种法律上的契约关系,这种契约一旦建立,医院就必须为患者实现权利,认真履行自己的职责和义务,包括提供适当诊疗手段的义务、病情告知的义务、合理收费的义务和转诊义务。在这些要求之外,医院还要强化服务意识,在医疗实践中增加医院服务的文化内涵,提升医疗服务的便利性,营造良好的就医氛围。例如,分别开设男女注射室,就诊高峰期多开设几个挂号窗口,医院装修时,地面设置导行路线,为听力和语言残疾人提供无障碍导医服务等。这些细节能够提升患者的就医获得感和满意度,而背后则离不开医院文化管理伦理的积极引导。

第三节 医院文化建设的伦理要求与路径

一、医院文化建设的伦理要求

(一)管理者应该具有强烈的文化自觉意识

如何梳理总结医院文化建设方面的有益做法和优秀成果,并将其提升凝练为本院独具特色的精神标识,是医院管理者必须思考和探索的课题。在医院文化建设中,医院管理者既是医院文化的设计者,也是医院文化的塑造者和传播者,没有医院管理者的设计和塑造,就不会自发形成独具特色的现代医院文化。优秀的医院文化和优秀的医院管理者是密不可分的,这在成功的医院文化建设典型的案例中均可显现。医院管理者总结、设计并提升医院的文化,使之融入医院管理的各方面,成为推动医院健康发展和提高医护人员素质的重要精神动力。

（二）医院文化建设要致力于提升医疗服务质量

管理科学家丹尼尔雷恩曾提到:"管理思想不是在没有文化的真空中发展起来的,管理人员往往会发现,他们的工作总是受到当前文化的影响。"从这个角度来看,医院管理是建立在医院文化的基础上。也就是说,医院文化是医院管理工作的延伸和发展。医院文化渗透在医院管理的各个方面,体现在医院员工的工作实践中。医院文化建设作为医院管理这个整体中的局部,要充分发挥其对提升医院管理水平和医疗服务质量的助推作用,医院通过打造自己特有的文化氛围,可以提升医疗服务水平和患者的满意度。

（三）坚持人本理念,营造良好的人际氛围

人本理念是医院文化建设的奠基石。医院文化要全面体现人本管理的理念,首要的是把"以患者为中心"真正落到实处。医院为患者提供医疗服务时,要以患者的需求为导向,在房屋布局、战略计划、就医流程等方面充分体现对患者的人性化关怀。医院必须认真履行自己的职责和义务,充分尊重患者的生命健康权、知情同意权、治疗手段的最终决定权、隐私权等权利。要树立"员工为主体"的理念,医院的员工特别是医务人员是提供医疗服务的主体,医院文化必须在管理中体现对员工的关心和支持,管理工作要突出员工的主体地位,营造宽松、舒适、愉悦的工作、生活环境,给员工提供施展才华的平台。

（四）医院文化建设必须致力于医院员工的认同

优秀的医院文化,通过积极向上的思想观念和行为准则,形成强烈的使命感,使员工从内心深处自觉产生为医院拼搏的献身精神。然而,医院文化建设要靠全体人员,需要一批批、一代代管理者和员工在医院管理过程中营造、培养和发展,将医院文化渗透和贯穿到管理和诊疗的全过程。在促进员工认同方面,加强科室文化建设是重要途径,要让核心价值观成为各个科室规划发展战略、制定工作目标、完善规章制度、优化服务流程的指导思想,渗透到工作的每一个细节、服务的每一个环节、环境打造的每一个角落中。特别是科室主任要发挥积极的价值导向作用,将科室好的传统发扬光大。

（五）医院文化建设要致力于改革创新

医院文化不断改革发展和创新,就是要根据不同的环境、不同的风格,制定不同的发展战略,确立不同的发展模式。医院文化建设是医院发展的润滑剂,只有不断地保持医院文化的生命力和活力,保持先进性,建立与其相适应的和谐氛围,才能促进医院更好地持续发展,这是医院文化发展的必然性。因此,在医院文化创新中,要始终把握先进医院文化建设的趋势,学习和借鉴国内外医院优秀的文化成果,不断提高医院文化建设水平。

二、医院文化建设的路径

按照以上医院文化建设的伦理要求,结合医院文化的结构特点,加强医院文化建设的路径包括以下几个方面。

（一）打造特色的医院核心价值

1. 构建医院哲学　医院哲学是医院全体人员共有的对事物的看法,是医院在创造物质财富和精神财富的过程中表现出来的世界观和方法论。医院哲学处于医院文化的深层结构即精神文化中。它制约着医院文化其他部分的发展方向,医院根据自身特点形成的哲学观,如物质和精神、局部和全局、眼前与长远、内部与外部、结构与功能、内容与形成、效率与效益、风险与竞争、市场与信息等,这些医院哲学观的基本思想形成了医院进行各种医疗活动、处理各种关系和信息选择的总体观念和综合方法。

2. 提炼医院价值观　医院价值观是医院人格化的产物,是一个医院在发展过程中对管理目标的追求,以及自身行为的根本看法和评价,是医院和员工的思想观念、服务理念、行为方式的基础,也是医院文化建设的核心所在。作为医院群体的共同信念和价值追求的医院价值观,高度概括并体现在"院训""院歌"中,成为全体员工认同的基本信念和行为准则。医院价值观是医院在长期发展过程中,对其管理经验进行理论凝练和提升的基础上形成的,是一个由经验上升为理念,再由理念内化信念,最终使全体员工达成共识的过程。医院要从培育员工共同的价值取向、增强责任感和归属感等入手,对医院自身的文化积淀进行凝练,结合医院特点、公益属性等,提炼医院核心理念,并加强提炼的核心价值观的根植,使之落地生根。

（二）加强医院制度规范建设

1. 加强制度建设的文化含量　医院制度是医院文化建设不可缺少的方

面,是完成各项医疗任务、实现医院工作目标的重要保证。它不仅是医院科学管理的反映,也是医院管理科学化和民主化程度的反映。随着社会和经济的发展,医院应以质量控制为核心,结合医院实际,不断修改和完善医院制度,通过加强制度建设,把科学管理变为全体员工的自觉行动,培养员工的质量意识、服务意识、程序意识、信誉意识和竞争意识等,充分发挥员工的积极性,使医院制度不仅对全体员工起到约束作用,而且发挥激励员工的积极作用。

2. 制定道德规范　医院道德是医院员工的行为规范,是从伦理上调整医院和社会、医院与医院、医务人员与患者、医院管理人员与被管理者、医院员工与员工之间关系的行为规范的总和。医院的医疗活动是医院道德产生的土壤,医院道德对医院活动起着规范和制约作用。医院道德具有丰富的内容和完整的体系,包括医院道德理想、道德原则、道德规范等因素。医院的道德理想是"全心全意为人民服务",道德原则是"社会效益第一""患者至上"。要制定道德规范,使医院及医院员工行为的善恶评判、义务责任、良心评价、荣誉和幸福观念具有规范依据,核心指向就是以为社会提供优质、便利、低廉的医疗服务为主要目的,努力满足人民日益增长的健康需求。

(三)塑造良好的医院形象

医院形象是医院通过自身的存在形式和行为向公众展示的本质特征,进而给公众留下关于医院整体性的印象和评价。医院形象主要包括医疗服务与医疗质量形象、员工和管理形象、医院环境形象。良好的医院形象是医院重要的无形资产,有助于增加群众对医院的信赖和理解,增强其解除病痛的信心,增强人们对医院工作的支持,同时也有助于吸引人才,提高医院内部的凝聚力、向心力和感召力。首先,是通过宣传来提升医院的知名度和影响力。医院要通过自身的行为、服务、质量、信誉、环境等途径向社会公众展示医院的集体风尚、医疗口碑、管理人员形象、公共关系形象、医院外表形象。可以通过创办的院报、院刊、网站等媒体来传播医疗信息和展示医院形象,也可以通过社区、大企业、社团委任宣传联络员,不定期地发送医院信息资料和征求公众对医院的意见。其次,可以通过各种社会公共关系活动来推广医院的品牌。例如,承办区域性和全国性的学术研讨会,在社区举办公益性健康咨询活动,与各种媒体如广播、电视、杂志、报纸等举办健康咨询栏目,邀请知名人士和群众代表来医院参观。最后,医务人员是医院文化中的核心要素,他们既是医院文化的体现者,又是医院文化的塑造者。所以,医院形象的塑造主要是通过教育提高医务人员的素质,使其接受、认同并践行医院文化,以优质的医疗服务和友善亲和的形象提升医院的美誉度。

(四)加强医院环境建设

医院环境主要是指医院管理体制、运行机制、人文环境和物质环境等。就狭义的医院环境而言,医院的硬件即医院的设施建设和环境的绿化、美化、亮化,是医院环境文化建设的重要内容,创造一个适宜医疗需要和员工生活需要的医院环境是医院文化形成和发展的基本硬件支撑。良好的医疗环境不仅能保证医疗活动的正常运行,也是患者对医院的第一印象,温馨舒适的医疗环境能让患者保持愉悦的心情,充分满足患者各方面的需求,数据显示,环境因素在患者在整个医疗体验中具有重要意义;同时也能为医务人员提供一个良好的医疗环境,在一定程度上调动医务人员工作和学习的热情,使员工时刻保持舒畅的心情为患者提供优质的服务。因此,建筑、室内外布局、装修装饰、颜色搭配、绿化布局等一系列建设要充分满足患者在精神和物质上的需求,方便患者就医,让患者体验到医院的关怀,使患者能在良好的环境下接受治疗,从而提高患者满意度和医疗服务质量。

(路绪锋)

第十二章　医院信息建设管理伦理

案例导读

后疫情时代智慧医疗体系建设

2020年受新冠肺炎疫情影响，我国全面拉开以5G、大数据、人工智能和工业互联网等为核心的"新基建"序幕。在国家推动"新基建"的大背景下，医疗领域的智慧化转型成为新基建建设的重要一环。医疗"新基建"的基础投入将加快现有医疗系统的信息化、智能化升级，医疗数据交互进程进一步加快。以互联网为载体和技术手段的预约挂号、在线门诊、电子处方、电子病历、处方流转在疫情期间发挥了重要作用，有利于在疫情期间分流患者、筛查轻症，减少患者前来就诊过程中的交叉感染风险，提升了患者就诊体验。探索"互联网＋健康医疗"分级诊疗、便民利民服务新模式，建立疾病管理公共服务平台系统，形成大医院、基层医院、社区群众的三级分级诊疗的服务体系，使患者在院外可以随时随地获得医生的随访跟踪、保健康复指导等健康管理服务，让医疗服务不再拘于院内，减少患者就医奔波，实现线上询医需求，通过延续服务管理系统实现院内、院外患者病例数据互通共享，涵盖患者病案管理、出诊管理、连续跟踪管理等完整功能，构建"隐形医疗保健跟踪网"，帮助患者更好地预防、控制和管理疾病，能够有效提升群众的疾病预防和康复水平。

引自：https://new.qq.com/omn/20201029/20201029A041ON00.html

随着智能化时代的来临，科技为智慧医疗提供了更广阔的想象空间和实践可能，医院要积极顺应时代潮流，加强信息管理和信息系统建设，坚定不移地推进智慧医疗体系建设，同时加强患者隐私权等权益的保护，以提升医疗服务的质量、效率和可及性。

第一节　医院信息管理概述

一、医院信息管理的概念和主要内容

(一) 医院信息及其分类、处理

1. 医院信息的概念　医院信息是指在医院运行和管理过程中产生和收集到的各种医疗、教学、科研、后勤等信息的综合,其中,医疗业务信息是最核心的内容。医院作为一个信息高度集中的单位,医院信息在医院管理中发挥着重要的作用,医院的一切活动都离不开信息的支持,医院信息既是医院管理的对象,也是医院日常管理的基础。医院信息涉及患者的生命安危、隐私等,其定量和定性的判断、记录、储存和使用都应该具有严格的规范,容不得差错、遗漏和失真。

2. 医院信息的分类　从广义上看,医院接收到的信息包括外源信息和内源信息。

(1) 外源信息:即社会信息,即经济社会发展政策、人口控制政策、社会需求趋势、科学技术发展动态、环境卫生状况等;卫生事业发展信息,包括各级政府卫生事业发展规划、卫生政策、卫生资源状况、卫生事业经费概算、疾病谱等信息。

(2) 内源信息:即医院内部的各种信息,包括:医疗业务信息,即各业务科室围绕患者所发生的有关诊断、治疗和护理信息,是医院各项业务活动的原始记录,是医院管理信息的基础,具体的有床位医疗信息、仪器医疗信息、医护协同诊疗信息、临床科室和医技科室协同诊疗信息、患者与病床动态信息;医院科教信息,即医院开展医学科学研究和医学教育所必需的各种信息,例如,科技教学成果、学术活动情报;医院管理信息,即对医院全部工作及其社会活动总过程进行组织、指挥、协调和控制等有关的信息,是面向医院各职能部门的信息,例如,患者的流动统计报告、当前危重患者、病案质控信息等;分析决策信息,即医院宏观和深层次管理的信息,是在业务信息和管理信息的基础上,结合社会信息和上级的指令信息,经过深层次统计分析而形成的,例如,组织管理信息、质量管理信息、计划决策信息等。

3. 医院信息的处理　医院信息的处理是使信息在管理工作中发挥作用

的过程。医院的部门基本上可以分为两大类。

（1）执行医疗信息处理的部门，如医院的临床部门和辅助诊疗部门。

（2）管理信息处理的部门，如职能科室、病案统计资料管理部门等。医院的信息处理包括采集、加工、存储、传递、检索及利用6个环节。①采集：就是收集原始信息，医院信息的收集必须坚持全面和可靠的原则，因为这直接决定了信息处理的质量；②加工：是指对收集的信息进行校对、分类、排序、计算、比较、选择和分析的过程，经过加工的信息更便于利用；③存储：是指将经过加工处理的信息，例如，病案资料和档案按某些要求分门别类地存储起来，便于以后参考备查；④传递：是指医院信息经过传输构成医院与外界，以及医院内部各部门之间的信息传递，形成信息流，包括口头传递、文书传递、声像设备信息传递和计算机信息传递等；⑤检索：是指为了便于寻找信息，建立一套信息检索方法，例如，病案索引、文献资料索引等；⑥利用：是指对信息进行参考调阅和使用。在信息处理的过程中，要遵循及时、准确、适用、通畅的要求。

（二）医院信息管理概念及主要内容

医院信息管理（hospital information management）就是按照医院信息的特点，科学地处理信息，建立管理信息系统和情报资料工作的管理，开发信息资源，使信息为医疗和管理服务。加强信息管理是医院现代化建设的客观要求，也是医院深化改革、强化管理、提高效益、和谐发展的重要保障。医院信息管理部门通过掌握信息的内容和分类，及时、完整、有效地收集医院的有关信息，并进行科学的分析和处理，从而促进医院内部管理一体化、员工工作高效化、部门协作关系简单化、科室收益透明化、患者费用清单化、诊疗信息电子化，使医疗服务过程更加高效、有序、规范，给医院和患者带来全新的诊疗环境和更加完善的医疗服务。医院信息管理的主要内容有以下几个方面。

1. *医院所需信息的基本特点* 医院信息管理要研究其信息的内容、数量、质量、形式和时限，以便充分有效地利用这些信息，提高医院服务质量和效率，促进医院发展。

2. *制定医院信息管理计划* 根据人民群众对医疗服务的需求和医院现代化建设的要求，建立医院信息管理的发展规划，以确定有计划地开发和利用信息资源的目标和步骤。

3. *建立健全信息工作制度* 为保证医院信息处理过程的效率和效果，应在信息的及时、有效和准确利用方面提供制度上的保证。

4. *进行信息管理的人员培训* 在医院普及信息和信息管理的有关知识，

提高业务人员和管理工作者的信息收集和处理水平。

二、我国医院信息管理的现状

(一)医院信息系统的水平有待提高

随着社会的发展,我国的各大医院都非常重视信息管理工作,并基本实现了信息系统的建立,为更好的临床诊断和治疗打好了基础。但是在实际工作中,信息管理还是不够理想,仍然存在着这样或那样的问题,影响病案的建立及患者的有效治疗。由于信息系统的管理是由一定的工作人员来操作的,所以在日常的医院管理中经常会出现信息滞后的现象,影响工作的进度,更严重的是有时候还会出现信息错误。我们知道,医院是治病救人的地方,它的工作属于一项严谨的科学,一旦信息上存在错误,很可能是人命关天的大事,所以医院一定要不断完善信息管理,保障信息的准确和价值。

(二)信息管理人员素质需要提高

目前的管理人员素质相对较低,主要表现在2个方面:第一,管理人员理论水平较低,对管理的认识不足。医院的信息管理非常重要,那么管理人员一定要具备医疗理论知识与医学常识,可是目前的管理人员这两方面都需要提高,影响信息管理的科学性、有效性。第二,缺乏一定的管理学常识。作为医院信息管理者,要具备相应的管理学常识,才能使病案管理的理念更加专业、有效,但遗憾的是,目前的管理人员在基本理论方面较为薄弱,管理技能水平较低,这不仅会影响医院信息管理的有效性,还会影响医院整体医疗水平的提升。此外,医院之间管理水平参差不齐。就地域上来说,一般发达地区的城市在医院信息系统的建设上比较完善,而经济相对落后地区的医院在信息系统的建设上比较落后,这种严重的不平衡会制约我国医疗水平的整体提升。

(三)管理制度不够完善

在任何管理活动中,制度都发挥了很大的作用,它不但能提高人的自觉性,督促人们提高自我管理能力,还能使工作更加顺利、有效。但是,经研究发现,目前的医院病案信息管理存在着很多管理制度不完善的问题,影响医院信息管理的水平和价值。例如,管理过程中的分类不明确会造成病史等档案信息的严重混乱,给查阅带来不便;管理制度严重的不统一,对于高度集中的病案管理不充分等。显然,管理制度上的不完善不但会造成信息管理不集中,信息过于分散,而且还会造成信息管理的中断,导致信息管理"工程大,作用小"的结果,严重影响医院工作水平的提升。

(四)医疗数据的质量和利用率较低

目前,许多医院还是存在着不以临床患者为中心,而仅以部门应用为主,从而导致信息系统产生"非结构化数据""信息孤岛""脏数据"等一系列问题。这不但是由医疗行业的特殊性和复杂性决定的,也是由医院管理者对这类信息管理问题的重视程度不够、缺乏足够的认识和有效的监管,以及缺乏有效的数据标准造成的,使医院信息系统中原始数据失去其应有的参考价值。例如,同一个患者的信息缺失或者不一致,诊断不准确或者错误率高,使业务统计指标准确率不理想等;再例如,存在于信息系统中的系列问题:信息不完整、数据不一致、标准不统一等,这些都给信息管理、信息利用、数据挖掘带来了很大的困难,对医疗服务的安全与效率造成影响;另外,当医生在对他分管的患者制定诊疗方案时,患者的信息不一致或不够完整会使医生获得的决策依据非常有限,对实际病情判断造成偏差,不能及时解决患者的病痛,满足患者对实际医疗的需求等。医疗数据的质量不但会对治疗方案和决策造成影响,长此以往,也会对医院的进一步发展造成不良影响。

(五)信息管理结构不合理

要想让医院的信息管理发挥最大的作用,就必须建立合理、科学的管理结构,这样才能保证信息管理为医疗和患者服务。但是在目前的管理中,医院病案信息的采集、分类与存储并没有进行相关结构的建设,而是在庞大的统一的医务工作中进行管理,这显然使病案信息的管理缺少及时性、合理性、专业性,导致管理水平与管理质量降低,使病案信息资料的价值没有得到充分的发挥。

第二节 医院信息系统及其发展趋势

一、医院信息系统的概念

原卫生部信息化工作领导小组办公室于2002年发布了《医院信息系统基本功能规范》的说明,对医院信息系统(hospital information system,HIS)的定义是:医院信息系统是指利用计算机软硬件技术和网络通信技术等现代化手段,对医院及其所属各部门的人流、物流、财流进行综合管理,对在医疗活动各阶段产生的数据进行采集、存储、处理、提取、传输、汇总,加工形成各种信息,从而为医院的整体运行提供全面的自动化管理及各种服务的信息系统。

医院信息系统是现代医院建设中不可或缺的基础设施和支撑环境。

医院信息系统主要由硬件系统和软件系统两大部分组成。在硬件方面，要有高性能的中心电子计算机或服务器、大容量的存储装置、遍布医院各部门的用户终端设备，以及数据通信线路等组成信息资源共享的计算机网络；在软件方面，需要具有面向多用户和多种功能的计算机软件系统，包括系统软件、应用软件和软件开发工具等，要有各种医院信息数据库及数据库管理系统。

医院信息系统不是简单地模拟人工手动管理方法，而是依托 HIS 信息系统整合医院的多个临床系统数据，涉及患者整个诊疗过程，包括门诊、住院、临床实验室、辅助医技科室、专科特色诊断和治疗、临床科研和教学等临床业务，全面收集患者的临床数据，为每一位患者建立完整的病历资料库，涵盖病史、检查结果、检验结果、诊断和治疗的全过程，能展示患者的病情全貌及演变过程，使整个诊疗过程系统化、个体化，方便医护人员查阅、使用。同时，将财务、临床、药品、供应链、行政、运营、服务等各子系统进行整合，在信息岛间建立数据通信管道，实现系统之间数据共享。此外，成本核算、绩效考核系统能提高医院的医疗服务水平和医疗资源的合理配置，有效利用人力、物力、财力等资源，提高效率。

二、医院信息系统的主要内容

我国医院信息系统建设经过发展已经建立了大规模、一体化的信息系统，主要特征是全面、全程、闭环、专业、移动、集成、智能。根据《医院信息系统基本功能规范》，医院信息系统包括 5 个部分：临床诊疗部分、药品管理部分、经济管理部分、综合管理与统计分析部分、外部接口部分。而根据信息处理的对象和功能，医院信息系统又可以分为医院管理信息系统和临床信息系统两大类，前者主要面向医院人、财、物方面的管理，支持医院的行政管理与事务处理，以提高管理效率，具体包括财务系统、人事系统、住院患者管理系统、药品库存管理系统等。而临床信息系统则以患者为中心，对患者信息进行采集、存储、传输、处理和展现，并提供临床咨询、辅助诊疗、辅助临床决策，以医护人员和医技科室为服务对象，以提高医护人员的工作效率。临床信息系统是整个医院信息系统的核心，包括临床诊疗部分的全部系统、药品管理的一部分，并且与 3 个部分都有紧密联系，各个子系统以电子病历为核心整合在一起。在临床信息系统中，比较重要的子系统包括以下几个方面。

（一）电子病历系统

电子病历系统（electronic medical record，EMR）是指医院通过电子病历以电子化方式记录患者就诊的信息，包括首页、病程记录、检查检验结果、医嘱、手术记录、护理记录等，其中既有结构化信息，也有非结构化的自由文本，还有图形图象信息。涉及患者信息的采集、存储、传输、质量控制、统计和利用。

（二）医生工作站系统

医生工作站系统（doctor workstation system，DWS）是指协助临床医生获取信息，处理信息的系统。它以电子病历为中心，支持医院建立电子病历库，为医生提供高效的电子病历和电子处方管理平台，并为病历统计分析提供有效的手段。同时支持医院一卡通或医保卡的使用，为患者建立连续的就医资料，提高对患者的诊疗水平和服务水平。医生工作站可以分为门诊医生工作站和住院医生工作站2种形式。

（三）护理信息系统

护理信息系统（nursing information system，NIS）是指利用信息技术、计算机技术和网络通信技术对护理管理和业务技术信息进行采集、存储、处理、传输、查询，以提高护理管理质量为目的的信息系统，是医院信息系统的一个重要子系统。

（四）检验信息系统

检验信息系统（laboratory information system，LIS）将医院实验室检验仪器通过计算机网络连接起来，将检验仪器传出的检验数据进行采集、传输、处理输出、发布，让患者、实验室、医护单元、临检中心等分散的业务连成一个整体，同时将检验工作的整个流程置于计算机系统的监控之下，形成了符合实验室管理规范的质量监控体系，既满足实验室日常管理需求，又保证各种分析仪器数据的严密性和准确性，从而更有效地利用人力资源，为患者提供优质的医疗服务，提升实验室整体管理水平。

（五）医学图像管理系统

医学图像管理系统（picture archiving and communications system，PACS）覆盖从影像科室检查到临床调取结果的所有环节，包括预约登记、检查登记、分诊叫号、影像后处理、科室影像归档存储医生出报告、科室上传报告与图像、临床调阅检查结果。系统注重流程优化，操作简便，数据安全。

（六）放射科信息系统

放射科信息系统（radiology information system，RIS）是指利用计算机技术，对放射科室管理的数据信息，包括图片影像信息，实现输入、处理、传输、输出自动化的计算机软件系统。它和 PACS 共同构成医学影像学的信息化环境，两者的融合程度已经成为衡量医院信息化程度的重要标准。

（七）临床决策支持系统

临床决策支持系统（clinical decision support system，CDSS）是指利用人工智能技术对临床医疗工作予以辅助支持的信息系统，临床医生可以通过输入患者信息来等待系统输出针对具体病历的建议，从而做出恰当的诊疗决策。临床决策支持系统的建立有助于为疾病的诊断和治疗提供科学的决策，提高卫生质量和效率。

（八）其他常见的医院临床信息系统

例如，手术麻醉监护系统、ICU 监护信息系统、心电信息系统、超声系统、静脉药物配制信息系统等，随着医学的发展和信息技术的不断革新，新的子系统还在不断产生。

三、医院信息系统的发展趋势

近年来，我们国家提出要"运用互联网和大数据加强横向和纵向的联系，让电子数据多跑路，群众少跑腿"的倡导，互联网＋大数据技术是当前医院信息管理的重要技术支撑，促使医院信息管理呈现出智能化、共享化、远程化、人性化的趋势。

（一）智能化

各大医院正在开展的智慧医院建设主要利用的是物联网技术。所谓医疗物联网是指通过在线计算机网络连接到医疗保健 IT 系统的医疗设备和应用程序的集合，可以和医院信息系统、实验室信息系统、电子病历等系统融合集成，实现医院综合智能化管理。主要用于数据采集、过程控制、任务管理、全过程跟踪追溯等，实现患者、医护、药品、器械、医疗设备等系统之间的有效互动，并按照一定的标准和管理规范进行有序的管理，提高医院的医疗水平、工作效率和医疗质量。

（二）共享化

通过加快电子医疗卫生信息大数据的整合，推进电子病历数据资源跨医院共享，能够消除电子病历信息孤岛。国家以医疗卫生认可信息、电子病历、电子健康档案三大数据库为基础,制订统一的标准体系建设,加强顶层设计和统筹协调,建立单独的电子病历、病历大数据+互联网,使保存在不同医院的各类电子病历信息数据能够通过大数据平台进行有效地整合与挖掘,大力推动全国各大医疗机构间的电子病历等信息系统通用平台和大数据互联网开放共享。这样能够使医护人员获取跨医院患者的历史诊断及治疗情况的全部完整信息,包括各种检验、检查的数字记录、病情文字介绍、医疗图形、超声影像等多媒体历史信息和确诊后的分析结果。被授权的医生在不同医院随时都能上网调阅和共享这些信息。例如,在医院的急诊室和住院病房,所有的医生都能上网查询、调阅到格式统一、诊治全面的历史病历,确保后续的诊疗方案有据可依,有据可查,便于不同医生能快速对后续病情做出合理科学的判断诊治,避免出现片面的医疗失误。由于跨医院的医生都能共享患者历史诊治信息,在有效降低医疗成本和减少医疗资源浪费的同时,使诊疗工作更加快捷。

（三）远程化

在信息时代背景下,各行各业都在积极探寻信息化建设和改革。网络作为信息时代的重要技术,在信息化建设和改革中得到了广泛的应用。目前,医院的信息管理都是基于医院内部的局域网来实现的,这虽然能够在一定程度上对病患的隐私进行了保护,但是缺乏有效的信息共享和协作沟通,对现代网络资源的利用效率较低。在未来,随着医院信息化建设的进一步发展,在现有的局域网信息管理系统的基础上,通过远程网络技术,能够实现医院与医院之间的资源共享、协作沟通,从而能够在宏观层面上对医疗资源进行合理的配置,从而为医疗体系的完善和发展提供更加可靠的技术支撑。

（四）人性化

在日益注重和谐社会构建的今天,为了更好地营造和谐的医疗环境,医院信息管理系统利用人工智能技术、生物识别技术,能更好地掌握相关信息,从而有针对性地提供个性化服务。例如,在护士站工作系统中,不仅能强化病患管理,而且还能优化护士管理,掌握病患详细的信息,同时,有效地处理病患潜在的安全健康问题。此外,利用手持终端就能添加相关信息,及时掌握患者的动态,确保整个管理过程中信息准确和安全,使管理更加透明,有效维护医患关系。

第三节 医院信息管理中的伦理问题与对策

一、医院病案信息管理中的伦理问题

(一) 医院病案信息管理概述

1. 病案 病历(case history)是指医务人员对患者疾病的发生、发展、转归,进行检查、诊断、治疗等医疗活动过程的记录,也是对采集到的资料加以归纳、整理、综合分析,按规定的格式和要求书写的患者医疗健康档案。病历既是临床实践工作的总结,又是探索疾病规律及处理医疗纠纷的法律依据,是国家的宝贵财富。按照病历记录形式的不同,可分为纸质病历和电子病历,两者具有同等效力。

病历归档以后形成病案,它客观、完整、连续地记录了患者的病情变化、诊疗经过、治疗效果及最终转归,是医疗、预防、教学、科研、医院管理的基础资料,也是医学科学的原始档案资料,由医疗机构的病案管理部门按相关规定进行保存。病案是医疗信息的集成,病案资料本身具有信息的特征,可以直接为临床医疗提供服务;经过加工还可以获取管理信息,从而为临床研究、流行病学研究提供服务,也可以为案例教学、医院管理、医疗保险支付及医疗纠纷等提供依据。

2. 病案信息管理 《医疗机构病历管理规定(2013年版)》规定,医疗机构应当建立健全病历管理制度,设置病案管理部门或者配备专(兼)职人员,负责病历和病案的管理工作。医疗机构应当建立病历质量定期检查、评估与反馈制度。医疗机构医务部门负责病历的质量管理,医务人员应当按照《病历书写基本规范》《中医病历书写基本规范》《电子病历基本规范(试行)》和《中医电子病历基本规范(试行)》要求书写病历,严格保护患者隐私,禁止以非医疗、教学、研究的名义泄露患者的病历资料。

(二) 病案信息管理的作用

病案信息管理对促进医院管理具有十分重要的作用。

1. 促进医院教学科研工作 医学科学的发展离不开实践和经验。病案是医院科研和教学的基础,是临床医疗实践的原始记录,是医务人员对疾病进行诊断和治疗后取得效果的全面总结。它是全体医务人员勤劳和智慧的结

晶,为医院的学科发展、疾病预防、妇幼保健、临床用药情况观察,以及新课题研究等提供宝贵的经验总结。

2. 有利于化解医疗纠纷及处理法律案件　随着患者法律意识的增强以及《执业医师法》和《医疗事故处理条例》的相继出台,由病案引起的医疗纠纷越来越多,如何化解医疗纠纷和处理法律事件已成为医疗管理工作中面临的新挑战。医院必须把提高病案质量管理水平作为医院管理的重要内容之一。

3. 有利于全方位提高医院管理水平　医院管理涉及各个方面,很重要的一个方面是来源于有价值的病案。加强病案质量管理,保证病案信息充分利用,采用病案管理的先进手段、先进技术及先进理念,是提高医院管理档次的重要途径。这样,医院管理者就能通过病案信息分析医院现状,检查和监督全院工作,指导医院经营管理,提高医院工作效率与质量管理的科学性,全方位地推动医院向更高档次发展。

(三) 病案的组织管理

医院的医疗活动会产生大量的信息,这些分散在各科室的信息,必须有计划地收集、整理才能形成完整的病案,病案组织管理工作、病案技术管理和病案质量管理是相互依存、相互制约和相互促进的,必须周密组织。

1. 病案管理委员会　病案管理委员会由分管院长、相关职能科室(医务科、护理部、质控科等)负责人,以及部分业务骨干组成,由分管院长任主任委员,下设病案质量评审组,负责病案质量评审。其职责和功能主要有:调查了解病案书写、管理存在的问题,提出解决方案,定期听取病案科室对病案管理情况的报告;制定有关病案管理的规章制度,监督病案管理制度及医院决议的实施情况,审核新申报的病案记录内容、项目、格式的报告;组织病案书写及有关事项的培训教育,协调和加强病案科与各科室间的联系,推动相互间的密切协作。

2. 病案科(室)的职责　病案科(室)集中统一管理着整个医院的病案,与医院各个部门都有着广泛的联系,医院必须建立病案科(室),负责全院病案的收集、整理和保管工作,既有业务管理职能又有行政管理职能。具体包括:①负责医院医疗统计工作,做好原始统计资料的收集、整理、登记录入,及时准确地编报各种医疗统计报表,并定期做好统计分析工作,为领导决策提供依据;②负责医院病案管理工作,做好住院病历的回收、编码、登记录入、整理装订、上架保管等工作;③负责教学、科研、临床经验总结等使用的病案,办理借阅手续;④按照《医疗事故处理条例》的规定,为患者提供病案复印有偿服务,并做好标记。为了完成以上职能,病案科需要足额配备多学科的人才队伍,包括计算机、临床医学、卫生事业管理等多个专业。

3. **病案信息管理制度** 病历编号制度。包括以下几个方面。

(1) 一号集中管理制度:适用于采用整体制的病案系统,其做法是不论门诊或住院病案统一使用一个编号,患者第一次来院就诊时所编定的序号,称为"病案号",这一号数的病案为这一患者在该院就诊终身使用的唯一病案。如果条件允许将放射、病历、心电图号等均以病案号为基础统一编号,可以更加简化手续,避免号码的交叉混淆,有利于最大限度地保持病案资料的整体性和连续性;缺点则是当门诊和住院病案统一排放时,病案要经常倒架,门诊病案淘汰时,形成编号残缺。

(2) 两号集中管理制度:即门诊和住院病案分别编号,如果已有门诊病案的患者住院,则其门诊病案并入住院病案,以前所使用的门诊编号不再使用,这种方法把病案集中于一个编号内管理,保持了病案的完整性、连续性,且门诊和住院病案容易区分、便于存放;缺点是容易发生号数混乱。

(3) 两号分开管理制度:即门诊、住院病案采用两个编号,分开管理,优点是提供科研、教学使用的住院病案不会影响门诊使用的病案;缺点是破坏了资料的完整性。

4. **病案保存期限** 根据我国档案管理部门的保管期限规定,病案保存分成3个等级:住院病历,医院保管时间不可小于30年,丢失或毁坏均为院方责任;在医院创建档案的门诊病历,医院存放时限不可小于15年;由患者储存的门诊病历,包含检验单、检查单、挂号票根等,这些病患必须要妥当储存。对过期没有科研和保管价值的病历不能随便销毁,而是用于以后的医学数据分析和研究。

(四)病案信息管理中的伦理风险

现代医学模式主要是进行有效的文献资料检索,结合传统临床经验,根据科学证据来分析处理临床病案,这就需要查找、研究和分析病历。纸质病历的档案信息查找和检索非常困难,造成医生们都不愿意费时、费力的使用病历,在一定的程度上阻碍了医疗事业的快速发展。而电子病历(electronic medical record, EMR)是通过信息技术记录患者在门诊和住院过程中各种信息的数据集成系统,并且详尽地记录了患者历次住院的临床信息,其特点是存储、检索方便快捷,相较于纸质病历,电子病历只需要在计算机中占用相当小的存储空间。在信息检索过程中,在电子病历检索软件中,输入特定的条件信息就可以快速准确地找到结果,节省了大量时间。因此,电子病历具有较强的共享性,患者在同一医院不同科室或者不同医院就诊时,电子病历可以通过局域网或者互联网实现共享,这样可以减少患者的重复检查,提高医院的工作效率。据有关报道显示,截至2018年8月,北京地区已有30家试点医院实现电子病历共享和调阅,杭州市从2019年8月1日开始,将在市区6000多家定点医药机构范围内,推广电子病历,逐步取代传统纸质病历本。随着病案从对内走向相对开放的状态,特别是病案电子化后,病案管理中的疏忽导致个人隐私权被侵犯的个案频频被媒体曝光,隐私泄露的风险更大。包括隐私泄露在内的主要伦理风险有以下几个方面。

1. **病历制作和传递过程中的伦理风险** 这是病案信息管理的一个重要环节,具体包括对病历首页、入院记录、查房记录、手术记录的准确填写,以及住院医师、主治医师、科室主任、病案质控人员的复核签字,必须确保信息的准确性,如果信息有误可能对患者后续就医,以及发生医疗纠纷后的权利维护埋下隐患。同时,在制作过程中,病历的流转范围如果失去控制,或者未完成的病历在控制范围之外的工作区域流动都会造成信息泄露的风险。

2. **病案信息存储中的伦理风险** 病案必须储存,储存过程中需要确保安全,如果因为储存环境不符合标准要求,或者防火、防盗措施不得当,都有可能造成纸质病历的霉变、虫蛀或烧毁。同时病案的存放必须有序整齐,如果上架错位可能会造成死档,使用之后的病案要及时放回,否则可能造成丢失。病案信息一旦丢失,会对患者的就医和权利保障造成不利影响。随着电子病历的广泛应用,数据库的安全问题日益受到患者的重视,数据库的安全风险主要有:①管理上的漏洞,造成数据库内部数据传输堵塞以及个人信息丢失和失真等;②权限设置不科学,医务工作者私自调高权限,获取信息;③数据库接口不规范,不能实现数据库的集约化管理;④黑客和计算机病毒都会造成患者信息的泄露;⑤备份制度不健全、操作失误和系统故障会造成数据的丢失。

3. **医学研究中的伦理风险** 在医学教学过程中,病案是科研教学数据的重要来源,能够提高科学教研的水平。特别是电子病历的逐步推广,其方便快捷的特点得以凸显,同时也伴随着信息泄露的风险。最普遍的一个场景就是在医学教育研究中,教师、学生、医药研究者都可以接触到电子病历,由于思想道德水平和信息保护意识参差不齐,造成对患者个人隐私安全的保护力度不一。例如,在实习期间,部分学生私自查阅患者电子病历,或者在多媒体教学中私自播放患者的影像资料等,这些都是对患者权益的侵犯。

4. 数据共享中的伦理风险　电子病历在数据保存、查询和传输中有着诸多优点,并且在远程会诊、科研教学和保险中都需要传输和共享。医院为了节省治疗费用,提高工作效率,也在医疗机构之间推广共享模式,甚至在一些发达地区,也开始施行区域电子病历信息共享。在共享过程中,由于技术因素、人为因素都会造成患者信息的泄露,或者信息遭到恶意篡改,从而对患者的权利造成侵害。

二、病案信息管理的伦理要求

2019年12月全国人常委会颁布的《基本医疗卫生与健康促进法》第33条规定"要保护患者隐私",并于102条和105条中对泄露、非法收集、使用、加工、传输个人健康信息的行为做出了处罚规定,在法律层面为患者的个人信息保护提供了保障,医疗机构既要逐步实现病历共享,又要保护患者的合法权益,为此,要坚持以下伦理要求。

1. 完善病历制作和传递过程中的保护机制　病历的制作和传递过程是最有可能泄漏患者隐私的途径,应对该过程建立有效的保护机制。确保在制作病历的过程中,首页、入院记录、查房记录、手术记录等项目每完成一项都要及时签名,而且住院医师、主治医师、科主任、病案质控人员要进行逐层复核并签字。对于未完成的病历必须在规定的工作区域内流动,绝不能因任何原因超出这一范围。病历完成后要及时归档,避免医生因为个人目的将病历长期占据不还。病历的交接要有详尽的记录,保证病案从书写到移交病案室的过程是一个有序和受控的过程。

2. 认真做好病案安全储存　纸质病案必须储存在避光、干燥、通风、防尘的环境,应具备有效的防火、防盗措施,防止档案因霉变、虫蛀或失火造成损坏。病案室的面积、存放档案的架、柜应符合有关标准。病案排列整齐有序,避免上架错位造成死档,使用完毕后及时归位以免破损或丢失。对于已经实行信息化管理的医院,要做好电子病案的保管和备份,对有密级的信息内容加密处理,同时要非常重视网络安全方面的防范工作,防止黑客窃取或篡改病历信息。

3. 严格使用权限　完善管理规章制度以确保信息安全,对使用病历的人和范围做出严格限制,这是保护患者隐私权最根本、最有效的措施。具有使用权限的人员包括:治疗小组内的医护人员、患者、档案管理人员、质控人员,以及法律许可的特定人如律师、保险机构等。除此之外的其他人要使用病案中的信息必须是获得患者的授权的情况;法律许可的特殊情况;某些不能及时征得患者或家属的同意的紧急情况。而且在使用病案时皆须持有效的证件或证明。在电子病历的使用过程中,可以尝试推行电子签名技术,给相关医护人员配备与自身身份相对应的电子签名密匙,可以防止医护人员随意修改电子病历个人信息,防止记录修改无痕化,保证病历的完整性。

4. 加强医护人员自律　　当前,医患双方的地位是不对称的,患者作为弱势的一方,除了依靠法律的事后惩戒,只能更多地将保护隐私和权益的希望寄托在医护人员自律上。医院有法律义务保护患者隐私,但是管理上的漏洞容易威胁到患者的个人隐私,医护人员由于道德水平不同,也容易出现肆意利用电子病历的行为。因此,要对医护人员加强教育,明确职责,加强行业自律和监督力度,规范病历参与者的行为,防止医院内部医护人员泄露患者隐私,保护患者的个人信息安全。

(路绪锋)

第十三章 医疗新技术管理伦理

案例导读

基因编辑婴儿事件

2018年11月26日,贺建奎团队对外宣布,一对基因编辑婴儿诞生。随即,广东省对"基因编辑婴儿事件"展开调查。调查发现,2016年6月开始,贺建奎私自组织包括境外人员参加的项目团队,蓄意逃避监管,使用安全性、有效性不确切的技术,实施国家明令禁止的以生殖为目的的人类胚胎基因编辑活动。2017年3月至2018年11月,贺建奎通过他人伪造伦理审查书,招募8对夫妇志愿者(艾滋病病毒抗体男方阳性、女方阴性)参与实验。为规避艾滋病病毒携带者不得实施辅助生殖的相关规定,策划他人顶替志愿者验血,指使个别从业人员违规在人类胚胎上进行基因编辑并植入母体,最终有2名志愿者怀孕,其中1名已生下双胞胎女婴"露露""娜娜",另1名在怀孕中。其余6对志愿者有1对中途退出实验,另外5对均未受孕。

该事件严重违背伦理道德和科研诚信,严重违反国家有关规定,在国内外造成恶劣影响,当事人受到法律的严肃惩罚。对已出生婴儿和怀孕志愿者,广东省将在国家有关部门的指导下,与相关方面共同做好医学观察和随访等工作。

引自:http://www.xinhuanet.com/2019D01/21/c_1124020517.htm

医学发展史实际上就是一部医疗技术进步史,医疗技术的进步帮助人类攻克了一个又一个威胁生命的病魔,使人类寿命不断延长,生命质量不断提高。但是,医疗技术是一把双刃剑,现代医疗技术的发展和应用也对传统道德理论与实践提出了严峻挑战,带来了许多全新的伦理道德难题。正如海德格尔所说,医疗技术这把双刃剑已成为人类社会生活的一种决定性的力量。因此,任何一项医疗新技术的应用都需要经过审慎的伦理评价和选择,这是医院在运用医疗新技术的过程中必须承当的职责。

第一节　医疗新技术管理概述

一、医疗新技术的含义

"新技术、新项目"本身是宽泛的概念,长期以来,医院对医疗新技术管理对象是不明确的,由于医疗机构所处的地域不同、级别不同,其内涵也有所不同。各家医院自己的说法,例如,有的医院认为未在本院开展过的项目就是新技术,这显然是不科学的态度。但是,对医疗新技术管理目的的理解是共同的:对存在较大风险,对患者身体健康和生命安全、医疗质量及医疗安全造成影响,对社会伦理、法制有重大影响的新技术进行严格管理与规定,以确保新技术临床应用的安全性和有效性。国家卫健委于2019年正式发布了《生物医学新技术临床应用管理条例(征求意见稿)》,该条例将为规范生物医学新技术临床研究与转化应用,促进医学进步,保障医学质量安全提供有力的法律保障。其中规定生物医学新技术是为了完成临床前研究的,拟作用于细胞、分子水平的,以对疾病作出判断或预防疾病、消除疾病、缓解病情、减轻患者痛苦、改善功能、延长生命、帮助恢复健康等为目的的医学专业手段和措施。医疗新技术可以分为三大类:创新性新技术、改良性新技术和引入性新技术。

（一）创新性新技术

对国际或国内首次开展的创新性医疗新技术,由于技术创新性强、不可预知因素多、安全风险高、技术资料和操作经验缺乏,或远期疗效尚不确定,应由国家卫健委托有资质的机构进行充分的临床应用前评估,或筛选符合条件的医疗或研究机构进行试验性准入管理,待效果或技术相对成熟后再增补入相应的技术分类目录,并制定明确的技术管理规范,纳入《医疗技术临床应用管理办法》的统一管理范畴,加强行政监管的力度。

（二）改良性新技术

我国医疗新技术主要以改良性新技术为主,主要包括技术本身无重大变化,但应用于一个新靶器官;整个技术体系无重大变化,只是部分环节中应用了新的工艺、材料;两种或以上技术整合在一起;改良了原有的手术入路或途径等几个方面。此类技术的创新之处在于将某一专业、系统的成熟关键技术扩展应用领域,或者将多项成熟技术集成、融合,解决临床疑难问题。由于技术集成的效果不是独立效果的简单叠加,这一类技术往往需要应用多个学科的技术资源,实施难度较大,技术风险较高,而且有效性和经济性尚待临床进一步验证,可由省级卫生行政部门通过"医疗新技术临床应用"评估进行管理。

（三）引入性新技术

引入性新技术是那些已在其他医疗机构广泛开展的成熟技术,其科学性、安全性、伦理性等没有争议,技术路线成熟稳定,可由各单位成立内部技术管理委员会,对开展该项技术的设备、设施、人员等进行评估后予以开展,并在技术开展初期进行严格监控。

二、医疗新技术的特点

（一）技术创新性

这种创新既可以是原始的核心技术创新,也可以是既往成熟技术的改进和革新。由于临床技术的应用性特征,大多数临床新技术的创新性体现在多种成熟或相关领域技术的集成(如信息技术、材料科学技术在医学领域的应用)、移植或者应用范围的拓展等方面,甚至仅仅是成熟技术的改进或完善等。

（二）临床实用性

一方面,临床新技术必须能够应用于临床,帮助解决临床诊疗的现实问题,区别于基础医学研究成果和实验室技术;另一方面,临床新技术应该相对成熟,其核心技术必须被证明是安全的,即便未能在临床得到验证,其理论上也必须是严谨可行的;同时,临床新技术还必须有明确的应用范围和较广的应用前景。

（三）应用可及性

由于临床新技术直接用于解决临床实际问题,其应用成本(主要是指经费)应该是可以承受的,其开展的条件应该是相对容易满足或者经过努力能够实现的。这些条件在不同的社会及机构背景下,满足的程度不同,既包括仪器设备等硬件设施,也包括技术储备、管理制度、协作机制、机构人员资质等软件条件。没有可及性也就谈不上实用性。

(四) 伦理可行性

即临床新技术的开展必须满足医学伦理要求,符合社会公序良俗。任何违背社会伦理的新技术,都难以被患者所接受,同时也潜伏着安全隐患。即便医患双方(个体)都能接受,但如果构成对社会公序良俗的挑战,往往也是不可行的。社会伦理对于临床新技术的要求,往往随着时代的变迁而发生变化。因此,临床新技术的伦理可行性也体现了一定的时代背景。

三、医疗新技术分级管理

为加强医疗技术临床应用管理,建立医疗技术准入和管理制度,《医疗技术临床应用管理办法》对医疗技术进行分类、分级管理。《办法》将医疗新技术分为三类。

第一类医疗新技术:是指安全性、有效性确切,医疗机构通过常规管理在临床应用中能确保其安全性、有效性的技术。

第二类医疗新技术:是指安全性、有效性确切,涉及一定伦理问题或者风险较高,卫生行政部门应当加以控制管理的医疗技术。

第三类医疗新技术:是指涉及重大伦理问题的、高风险的、安全性、有效性尚需经规范的临床试验研究进一步验证的、需要使用稀缺资源的,或其他需要特殊管理的医疗技术。

四、医疗新技术管理的流程与制度

医疗机构对本机构医疗技术临床应用和管理承担主体责任,医疗机构主要负责人是本机构医疗技术临床应用管理的第一责任人。医疗机构应当根据自身条件和技术能力开展相应的医疗技术临床应用,建立本机构医疗技术临床应用管理制度,包括医疗技术目录管理制度、手术分级管理制度、质量控制制度、动态评估制度等。

(一) 严格技术准入管理

临床新技术的实施,首先必须经过伦理委员会的审查。伦理委员会根据新技术项目所涉及的伦理问题,按照通行的医学的伦理准则,结合社会道德、民族习惯、区域文化、宗教信仰等因素对可能出现的伦理风险进行预判。伦理审查除在项目准入阶段进行指导和干预外,也应参与到实施过程中,根据反馈信息进行实时审查,对有争议的问题作出决断。根据开展技术的特征,从人员、技术、机构 3 个方面实行严格的分级、分类、分阶段准入评价,对医疗技术的科学性、安全性、有效性、经济性、伦理性、临床推广的实用性等方面进行系统评估,决定其是否能从临床试验阶段转变为临床应用阶段。技术机制不明、存在安全争议、未被同行公认的新技术严格不予开展;与同类技术相比,风险高、创伤大、不宜推广应用的项目也应严格限制开展。各医疗机构的设备设施配置不同,医务人员的技术能力也有高低,同一技术对不同医疗机构、不同医务人员的难度有很大差异。因此,对开展医疗新技术主体的资格和条件应有严格规定,符合条件者方可开展。

(二)搭建实施平台,完善应急预案

根据实施目标,建立多学科、多专业联合攻关协作机制,制定完善的技术实施方案,包括诊疗流程规范、技术难点处理、质量标准控制、组织分工协调等内容。搭建技术平台人才团队是新技术实施的平台,医疗机构必须具备开展新技术的硬件条件和技术条件,包括配套齐全的设施设备、医疗用房、基础技术积累和人才团队。人才团队构建除要求技术实施者具有本专业扎实理论功底、熟练掌握核心技能外,还需具备全面医学素质;有高水平的麻醉、检验等辅助专业技术人员提供技术支撑;团队成员分工明确、协作良好,为实现目标联合攻关。针对可能出现的突发情况,制定切实可行的应急处置预案,确保一旦出现意外情况有保护性措施及时补救,尽可能保护患者生命健康安全不受损害。

(三)申报与评审程序

拟开展新技术、新项目的科室或个人,向医院学术管理(医疗技术)委员会申请进行技术评价,并向医务科提交以下材料:《新技术、新项目临床应用专业技术评价申请书》;开展新技术、新项目相关人员执业证书(复印件);拟开展新技术、新项目临床应用的可行性报告(包括开展新技术、新项目的目的、意义和实施方案;开展新技术、新项目的设备、设施及其他相应辅助支持条件;主要技术人员的资质、履历;该新技术、新项目目前国内、外的应用情况,风险评估及应急方案;适应证、禁忌证和疗效判定标准;技术路线、质量控制措施和疗效评价指标及方法;应用新技术、新项目与其他技术治疗同种疾病的风险、疗效、费用及疗程比较;卫生行政主管部门规定的其他材料)。

(四)加强技术过程控制

由于临床新技术的创新性,实施过程不确定性因素较多,有效的过程控制是确保项目安全实施的重要保证。要及时、准确、完整地报送相关技术开展情况数据信息,对于不能满足临床应用管理规范要求或影响临床应用效果,出现重大医疗质量、医疗安全或伦理问题,或者发生与技术相关的严重不良后果等情形时,应当按规定向有关部门报告。

(五)技术实施中的动态调整

新技术是从探索到逐渐成熟的过程,为及时总结经验和教训,应建立持续评估改进机制,寻找实施过程中存在的规律和缺陷,改进并优化技术路线和方法,以实现方案设计最优。具体可以通过环节评价、逐例评价、阶段评价来进行,即对项目实施的各个环节、每例患者的实施情况及效果、一定时间内一定数量患者整体安全性和效果进行系统评价,从而对技术是否需要改进、项目是否继续实施和应用范围是否扩大等决策提供依据。

五、加强医疗新技术管理的作用

(一)规范医疗新技术的应用发展

随着社会经济和科学技术的不断发展,医疗技术不断进步,新技术不断涌现,加强医疗新技术管理有利于规范医疗技术临床应用管理,保障医疗技术的科学、规范、有序、安全发展,从而提高疾病诊治水平。

(二)降低医疗风险、维护患者正当权利

医疗技术作为医疗服务的重要载体,与医疗质量和医疗安全直接相关,医疗技术不规范的临床应用甚至滥用会造成医疗质量和医疗安全隐患,危害人民群众健康权益。因此,加强医疗新技术管理,有利于规范新技术的应用,规避和降低相关风险,维护患者健康权益,保障医疗质量和医疗安全。

第二节 医疗新技术管理中的伦理挑战与应对

由于新技术开展采用新的诊疗方法或新的技术方案,其伦理方面的风险,既包括技术本身的社会伦理问题,例如,器官移植技术、基因治疗技术、辅助生殖技术等;也包括新技术应用可能给患者带来未知风险等方面的医学伦理争议;还包括高成本技术的局限性带来的社会公平正义等方面的伦理讨论。医疗机构应当按照国务院卫生主管部门制定的医疗技术临床应用管理规定,开展与其技术能力相适应的医疗技术服务,保障临床应用安全,降低医疗风险;采用医疗新技术的,应当开展技术评估和伦理审查,确保新技术安全有效、符合伦理。

一、医疗新技术管理中的伦理难题

(一) 对传统伦理法律体系的冲击

人们不再满足于医学疾病诊治的能力,而是赋予它更高的要求。例如,辅助生殖技术用于生产具有"完美基因"的婴儿;神经成像技术用于思想探测和行为监控;基因重组技术用于合成生命等。人们总是沉醉于医学发展道路上的沾沾自喜,却在不经意间被医学的异化成就所鼓动,从而需求的真实性被虚假性替代,需求的合理性被逐渐扭曲,人们在异化需求的不断追逐和满足中逐渐丢失了意志自由,颠倒了需求的真实与虚妄,丧失了对医学技术奴役的免疫力。尽管辅助生殖技术与传统的通过两性结合生儿育女的观念是不相容的,但因它能够满足不孕不育患者的生殖需求,从而在短期内被社会普遍接受。当一种需求被社会普遍接受时,无论其是否合理,都会相应地导致人们的道德观念和价值取向发生变化。当人们追逐的是异化需求时,在道德观念和价值取向的碰撞和蜕变中,我们不仅失去了自我选择的信念和能力,同时也异化了人性。

(二) 风险收益比评估问题

高新医疗技术的应用提出了人们非常关切的风险收益比问题。生命维持技术、加强医疗技术在大多数情况下只能延长寿命或使永久性失去意识的患者维持生物学生命,或使患有不治之症的临终患者多活一些时间,但不能逆转他们致命的病情。同时也往往置医务人员、患者、家属和社会于伦理困境之中。高新医疗技术的运用要不要考虑被救治者生命的质量,以及为之付出的多方面的代价?什么是患者的最佳利益?如何尊重患者的自主权和自我决定权?我们是否要去延长那些濒于死亡的患者的生命?延长不治之症患者的生命到何种程度才合适?如何判断哪些死亡比另一些死亡更人道?医院如果缺乏患者需求分析和市场调研而盲目上马项目,进行不切实际的设备引进和资金投入,不成熟的医疗技术不仅会对患者生命安全及健康构成威胁,还会带来卫生资源的浪费,加重患者和医疗机构的经济负担。因此,在项目应用于临床前,必须进行社会效益和经济效益的综合评估,以降低效益风险。

(三) 知情同意的执行问题

患者作为新技术临床应用的主体,有最终选择权和充分的知情同意权。医疗机构及其医务人员应客观告知患者该技术已知的风险、可能的危害和预期的受益,以确保患者能够主动、自由、明白地合作,减少因沟通不充分而引发的纠纷。新技术开展与一般诊疗项目相比,伦理风险更大,应按照利益相关性原则适当扩大知情同意的告知范围,但又要注意保护患者的隐私。尤其是涉及辅助生殖、变性手术等技术,应在实施前,在患者认同的前提下,确保其利益相关人和社会关系人如配偶、父母、子女知情同意。

(四)多元价值的抉择问题

伦理评估标准会随着社会发展而发生变化,一项新技术在临床应用阶段,其面临的伦理问题也会发生变化。例如,对于参加或者不参加基因检测,个人应当有权利自己做决定而不受其他外在因素的影响。但是,在临床上实际情况往往并非如此。很多父母带着孩子来做基因测试,虽然其出发点是为了孩子,但实际上在这种父母包办的情况下,父母的意见并不能充分代表孩子自己的想法,为孩子做的决定也不能完全体现孩子的利益。在父母为年幼的孩子购买检测服务的情况下,孩子的自主权被忽视了。那么,如何在基因检测中尊重他人的自主权,如何在父母的权利和孩子的最佳利益之间寻求平衡?这是基因伦理面临的又一难题。因此,伦理评估应遵循社会伦理标准的发展趋势,以适应社会和医学伦理的要求。此外,还应重点加强社会文化差异、患者心理承受力的评估,确保新技术实施能够切实提高患者生活质量,不会对其社会适应能力带来负面影响。

(五)卫生资源分配的公平性问题

作为稀有资源的高新医疗技术并非人人能享受,如器官有限、费用限制等。谁有资格优先受用这些新技术?其标准是什么?当然,这种微观分配的合理性很大程度上建立在宏观分配更为合理的基础上,才能做出更合理的回答。当国家医疗资源极为有限时,花费巨资来换得一个患者症状的暂时缓解是否值得?生命维持技术可以让一个大脑广泛死亡的人继续存活,但代价高昂;肝、心等移植费用在我国高达20万元左右,而需要做移植手术的患者成千上万,国家、社会不可能完全承担这部分高昂的费用。国家政策如果向高新技术倾斜,那么必定会削减用于日常保健和社会福利的支出,这势必会造成人们的利益冲突与道德的争论,最后引起社会矛盾与不和谐。

(六)不必要的真相

人类的许多遗传性疾病,如乳腺癌、结肠癌,以及亨廷顿舞蹈症之类的退行性大脑病变,往往要在出生后几十年才可能显现,临床上称为迟发性疾病。这类迟发性疾病往往具有非常复杂的发病根源。有的可能直接来自单个基因突变,有的可能是多个基因复合突变的结果,还有的可能是基因和环境共同作用的结果。从发病的表现形式来看,除常出现发病症状外,由于某些疾病基因携带者不会发病,某些非疾病基因携带者却因为种种原因可能发病,通过基因检测得到阳性检验结果往往将他们推向无助的境地。对于这些人,她(他)们的余生充满着不确定性,因为不知道自己哪一天会发病,基因检测反而会给她(他)们带来巨大的心理压力和痛苦。

二、医疗新技术管理中的伦理原则

医院开展医疗新技术管理要按照引导与规约并重、求实与求善协调、社会效益和个人利益统一的指导思想,并坚持以下原则。

(一) 伦理监督原则

当前,进行人体器官移植时,采用人类辅助生殖技术时,均需要遵循伦理监督原则。在治疗方案进入临床试验前,都应当通过伦理委员会的专门审查。审查内容包括试验的目的与目标、试验者的资格和条件、知情同意书的内容、受试者的人数、试验样品的采集及出入境情况、试验成果的申报及归属等。我国也应该借鉴国外的经验,建立起相应的审查机构,以便对人体试验进行监督,保证治疗的安全性。

(二) 最优化原则

所谓医疗的最优化原则,是指在诊疗方案的选择和实施中以最小的代价获取最大效果的决策,也称为最佳方案原则,是临床诊疗决策中的一个重要原则。虽然是一个看似与伦理关系不大的问题,但是随着技术手段的正确选择和运用,最优化原则体现出医务人员对就医者的高度负责、真诚关爱,体现出新型的医患关系。疗效最佳是指诊疗效果在当时当地医学发展实际水平条件下是最佳的。弃置条件允许采用或可以争取到的最佳手段不用,不负责任地随意应付的诊疗是不道德的;而一味追求高技术、高代价诊疗手段也不能当作最佳,我们必须明确诊疗最优化绝不是诊疗高科技化,否则那些常规的、成熟的、适宜的医疗器械和药物将受到排斥,医患双方将深陷盲目追求高技术的误区,其后果是不断加重国家、集体和个人的医疗开支。可以说,疗效最佳是最优化原则首先要考虑的准则,它不仅是其他方面内容的逻辑体现,更是凸显临床医生技术、经验、临床思维和职业道德水平的综合结果。

(三) 不伤害原则

临床诊疗做到安全无害是医生应该追求的目标。我们承认任何诊疗技术都存在利弊两重性,难免伴随着对患者一定的伤害。为了减少这类伤害,医学伦理学有利与无伤害的原则要求,在疗效相当的情况下,临床工作者应选择最安全、最少伤害的诊疗方法。不仅如此,医疗新技术主要以满足当前社会群体利益为目标,很少顾及或考虑未来世代的利益。例如,从理论上讲,虽然生殖细胞基因治疗,既可治疗遗传性疾病的患者,又可使其后代不再患有这种遗传性疾病,但鉴于目前技术水平的限制,仍然存在许多涉及可遗传至未来世代的、复杂的、不确定性改变,接受转基因的受体生殖细胞发生的随机基因整合可垂直传递给下一代,从而产生不可预知的严重风险,包括致使后代变为癌易感者或者其他疾病的易感者等。因此,还应考虑医疗技术可能产生难以预测的后果,尚需采取相应的预防措施。

对患者而言,痛苦客观存在,包括疾病本身的痛苦,也包括患者因诊疗中的副作用所致的痛苦。痛苦不仅是肉体上的,而且是精神上的。痛苦可以减轻,有时也可避免,这就需要医务工作者从技术和责任心两个方面关爱患者。应在确保治疗效果的前提下精心选择给一般患者带来痛苦最小的治疗手段,把减轻或消除病痛放在首位。应用高新医疗技术去维持一个无价值或负价值的生命,不仅不能保证其生命质量,而且要占用原本可发挥更大效益、使更多人受益的巨额卫生资源,这只能是高新技术运用的悲哀。

(四) 知情同意原则

生命伦理学基本原则要求凡是有伤害性的医疗行为都要贯彻知情同意原则,像基因治疗等医疗新技术具有较大风险,要求试验者正确、认真地落实知情同意原则。给患者提供足够的信息,保证患者对信息的理解是全面的,还要保证受试者的同意是自由和自愿的。只有尊重受试者自主的知情同意,才是合乎伦理规范研究行为的基石。

(五) 最低费用原则

医疗新技术应用中的医疗费用是影响患者医疗决择的重要因素,无论是对自费还是医保患者,在选择诊疗方案时,在保证诊疗效果的前提下,对诊疗方案应当选择资源消耗少、患者经济负担轻的诊治手段,做到"少花钱看好病",努力减轻患者和家属的经济负担。尽量避免因过高的医疗开支而增加患者精神上的痛苦,从而避免在经济上让患者尤其是经济状况差的患者雪上加霜。

(路绪锋)

第十四章 医疗援助管理伦理

案例导读

抗击新冠肺炎疫情的中国行动

2020年伊始暴发的新型冠状病毒肺炎疫情是近百年来人类遭遇的影响范围最广的全球性大流行病,也是新中国成立以来发生的传播速度最快、感染范围最广、防控难度最大的一次重大突发公共卫生事件。面对突如其来的疫情,党中央高度重视、迅速行动,坚持把人民生命安全和身体健康放在第一位,果断采取一系列防控和救治举措。自1月24日除夕至3月8日,全国共调集346支国家医疗队、4.26万名医务人员、900多名公共卫生人员驰援湖北。19个省份以对口支援、以省包市的方式支援湖北省除武汉市以外16个地市,各省在发生疫情、防控救治任务十分繁重的情况下,集中优质医疗资源支援湖北省和武汉市。人民解放军派出4000多名医务人员支援湖北,承担了火神山医院等3家医疗机构的医疗救治任务,空军出动运输机紧急运送医疗物资。各医疗队从接受指令到组建2小时内完成,24小时内抵达,并自带7天防护物资,抵达后迅速开展救治。我国用1个多月的时间初步遏制了疫情蔓延势头,用2个月左右的时间将本土每日新增病例控制在个位数以内,用3个月左右的时间取得了武汉保卫战、湖北保卫战的决定性成果。

同时,在自身疫情防控仍然面临巨大压力的情况下,国家积极开展对外医疗援助。自疫情暴发至2020年5月31日,中国共向27个国家派出29支医疗专家组,向150个国家和4个国际组织提供抗疫援助;指导长期派驻在56个国家的援外医疗队协助驻在国开展疫情防控工作,向驻在国民众和华侨华人提供技术咨询和健康教育,举办线上线下培训400余场;地方政府、企业和民间机构、个人通过各种渠道,向150多个国家、地区和国际组织捐赠抗疫物资。

中国艰苦卓绝的努力为世界各国防控疫情提供了有益经验,为维护全球公共卫生安全作出贡献。

引自:抗击新冠肺炎疫情的中国行动(2020年6月). 北京,人民出版社,2020

人类自有历史记载以来,不断遭受着自然灾害和各类疾病的侵袭,这些灾难和疾病损害了人类利益,威胁人的生命。面对挑战,世界各民族在长期生活实践中逐渐形成了"一方有难,八方支援"的互帮互助思想。抛开意识形态、文化背景、宗教、民族等差异,以生命为本,对受难者施予援手成为当今世界面对灾难考验的普遍共识。特别是在人类命运共同体理念的背景之下,中国作为世界上最大的发展中国家,在发生重大自然灾害和公共卫生危机时所实施的国内和国际医疗援助就是当代人道主义精神的生动写照。

医疗援助在其形成和发展过程中凝聚了世界各国医学同行的心血和贡献,是全世界医务工作者集体智慧的结晶。在可预见的未来,面临全球灾难频发和疾病传播的威胁,医疗援助事业将更加全球化、社会化、多元化。与此同时,医疗援助过程中产生的管理问题、伦理问题、不同区域间的文明冲突都将影响援助实施的结果,值得深入思考和探究。结合管理伦理学观点更深层次地探讨医疗援助的内涵和特点,并从以往实践中总结经验、展望趋势,才能更好地实现医疗援助效益的最大化。

第一节 医疗援助概述

医疗援助使素不相识的人们跨越地域、文化、政治、宗教甚至战争的界限,变成紧密联系的群体,共同面对灾难侵袭,最大限度地追求生命的价值。

一、医疗援助的含义和分类

医疗援助是指国家和社会针对因贫穷、战争(武装冲突)、自然灾害、突发性公共卫生事件等因素向丧失或医疗资源短缺的人或地区提供的专门性医疗支持与和医疗协作。鉴于援助地区范围的区别,一般分为国内医疗援助和国际医疗援助两大类,本章以分析国际医疗援助为主。

(一)国内医疗援助

国内实施的医疗援助又称为医疗支援、医疗帮扶,援助活动在我国境内开展,救援者和受援者都是本国的公民。它通常是在医疗卫生部门的主导下,由医务人员广泛参与,针对受援者实施恢复健康、维持生存的一系列紧急救助措施。

新中国成立以来,我国遭受重大自然灾害和疾病传播时,都有医疗队千里支援的身影。1976年唐山大地震、1998年长江特大洪水、2003年"非典"疫情、2008年汶川地震、2020年新冠肺炎疫情,无论是抗震、抗洪还是抗疫,我国的医护人员总是在第一时间从全国各地奔赴受灾地区,用自己的专业技术和奉献精神为灾区人民筑起一道生命和健康的"钢铁"城墙。在国内诸多医疗援助模式中,还有一类非紧急状态下的援助,即由较发达地区医疗机构在一定时期内定点、定向为欠发达地区对口单位提供医疗辅助、人才援助、技术帮带、结对互助等活动。

(二)国际医疗援助

国际医疗援助(International Medical Aid,IMA)通常是国家或国际组织对因为贫穷、自然灾害、武力冲突、大规模流行疾病等造成没有能力进行医学治疗的人群实施专门帮助,对受援地患病者实施恢复其健康、维持其基本生存能力的救治行为。因此,国际医疗援助往往带有浓厚的"人道主义"色彩,是公共卫生外交的一部分。根据2014年7月发布的《中国的对外援助》白皮书,对外国际医疗援助的形式主要包括援建医院、提供药品和医疗设备、派遣医疗队、培训医疗人员、与发展中国家共同开展疾病防治交流合作等形式,中国支持受援国进一步改善医疗卫生条件,提高疾病防控水平,加强公共卫生能力建设。

1963年4月,中国政府应邀向阿尔及利亚派遣第一支由100多人组成的医疗队,拉开了我国对外医疗援助的序幕,启动了以非洲为主要援助对象的医疗外交。当时,社会主义是一个新生的政治制度,受到广大发展中国家的追捧,争取民族独立解放的斗争在发展中国家风起云涌。阿尔及利亚经过长期抗争终于摆脱了法国统治,但随着法国撤走所有的合作项目,阿尔及利亚陷入了缺医少药的社会困境,于是向中国提出派遣医疗队的请求。中国第一支医疗队帮助阿尔及利亚人民解决了看病就医的问题,这件事在非洲国家传开,尤其是北非地区,很多国家先后请求中国派出医疗队。在随后长达半个多世纪的时间里,中国在自身并不富裕的情况下不断向需要帮助的非洲、拉丁美洲、亚洲等国家派出医疗队,援助队伍不断壮大,推动了受援国医药事业的发展,彰显了一个大国对国际责任的担当。自2008年起,中国为非洲国家设立了30

个疟疾防治中心,提供价值1.9亿元的青蒿素类抗疟药品。2014年,几内亚、利比里亚和塞拉利昂3个西非国家暴发严重的埃博拉疫情。中国先后派出16批临床和公共卫生专家组赶赴疫情国,累计派出共计27个团组,超过1000人次,同时先后提供了4轮总价值7.5亿元人民币的紧急援助,中国派出的医护队伍及提供的医疗物资为西非最终战胜疫情发挥了重要作用。截至2018年5月,我国已先后累计派遣2.5万名医护人员前往非洲支援医疗建设,足迹遍布非洲50多个国家和地区,救治了约3亿名非洲患者,为非洲人民健康及公共卫生事业做出了巨大贡献。

1. **援助设施和设备** 中国援建的医疗设施项目包括综合性医院、流动性医院、保健中心、专科诊疗中心、中医中心等,有效缓解了受援国医疗卫生设施不足的问题。同时,中国向受援国提供多批医疗设备和药品物资,包括多普勒彩超仪、CT扫描仪、全自动生化仪、母婴监护仪、重要手术器械、重症监护检测仪、磁共振仪等高端医疗设备,以及防治疟疾、霍乱等疾病的药品。

2. **派遣医疗队** 中国对外派遣的援外医疗队在受援国医疗点开展工作,培训当地医护人员数万人,一定程度上缓解了受援国医疗服务供需矛盾。在援外医疗工作中,医疗队员通过观摩示范、专题讲座、技术培训和学术交流等方式积极培训当地医务人员,内容涉及疟疾、艾滋病、血吸虫病等传染病防治,患者护理及糖尿病、风湿病治疗等领域,针灸、推拿、保健、中医药等中国传统医学,其中多名中国医疗队员因贡献突出获得受援国颁发的勋章。

3. **开展"光明行"活动** 中国通过政府与民间渠道并进的方式积极开展"光明行"活动,帮助其他发展中国家治疗更多眼病患者。从2003年起,中国先后派医疗队赴朝鲜、柬埔寨、孟加拉国、越南、巴基斯坦等亚洲国家,为当地眼科疾病患者免费实施治疗。2010年11月,中国"光明行"医疗队首次赴非洲,为津巴布韦、马拉维、莫桑比克、苏丹等国千余名白内障患者进行治疗。

4. **提供传染病防控援助** 中国向其他发展中国家无偿提供了多批次抗疟药、甲流疫苗及霍乱疫苗,并开展传染病防治培训。2007年,中国与科摩罗启动青蒿素复方快速控制疟疾合作项目,使科摩罗莫埃利岛的疟疾发病率较同期下降90%。2021年初,在一些发达国家大量采购囤积新冠疫苗而欠发达国家和地区的疫苗需求得不到及时回应的时候,中国政府用实际行动履行承诺,同有需要的非洲国家开展疫苗合作,提高疫苗在非洲的可及性和可负担性,推动构建人类卫生健康共同体。

二、医疗援助的特点

医疗援助相较普通医疗机构的服务,呈现出不同于常规医疗工作方式方法的特点。

1. **医疗援助工作的临时性** 医疗援助往往基于自然灾害、公共卫生事件、战争等不可预见性事件而产生,其性质是突发的、短期的、暂时的,因此从援助人员的遴选、组队、服务等各个环节来看,其组织管理是临时的,在有限的时间内完成援助任务即回归正常生活工作。即使当前有一部分医疗援助是较发达地区长期、稳定、持续性地帮助医疗资源匮乏落后地区,但从本质上看是临时援助,不能恒久地取代当地医疗机构的作用。

2. **医疗援助的跨地域性** 援助的核心要义就是跨越地区甚至国界,从援助方派遣至受援方,帮助当地人民维护生命、促进健康,协助当地医疗卫生事业修补缺口、促进其医疗事业的发展、恢复本地社会正常的生产生活秩序。通常意义上的受援地都与援助者的原本工作生活空间有着成千上万公里的距离,空间的阻隔使得援助本身具有重大的挑战性和困难度。

3. **医疗援助的危险性** 医疗援助一般发生在战争、灾害或疫情的肆虐的特定背景或贫困的、社会治安堪忧的环境之中,因此援助者在受援地开展医疗工作和活动,工作条件差,危险性高,不仅要求援助者医技高超,更要有大无畏的精神。不畏艰难、无私奉献、救死扶伤、大爱无疆是援外医疗队的精神内核,中国已有50余位医务人员牺牲在援外的工作岗位上。

4. **医疗援助的无偿性** 医疗援助应基于人道主义精神,而非利益驱使。受援方一般是正在遭受灾祸或疫情的国家和地区,所以救援方往往无偿提供医疗支援的人员、服务、药品等。

与西方推行民主、自由、人权等价值观不同,中国对非洲医疗援助更多地是从道义出发,重视国际道义和伦理规范在中非关系中的重要地位和作用,坚持平等互利的援助,将人道主义关怀视为对非洲医疗援助的主要动因。中国医疗援助"不附带任何条件""永远不强加意识、价值观和发展模式到其他国家特别是非洲国家"。1964年,周恩来总理在结束对加纳的访问后,发表了著名的"中国政府对外经济技术援助的八项原则",其中包括:不将援助看作单方面的赐予,认为援助是相互的;援助时绝不附带任何条件,绝不要求任何特权;提供技术援助时要保证受援国人员充分掌握这种技术;中国援助专家与受援国专家享受同等待遇,不许有任何特殊要求和享受。

三、当代医疗援助现状

国内医疗支援受政府管理制度的调配,自国家政府产生之日起便存在。而最早的国际医疗援助则是伴随着国际红十字会的创立而逐步发展起来的。它的创始人是瑞士人亨利·杜南。1863年2月9日,由他在日内瓦成立的伤兵救护组织是国际红十字会的前身。在历史上,中国参与国际医疗援助持续时间之长,涉及范围之广,没有任何一个国家能够企及。中国在国际医疗援助方面取得的良好效果源于中国医疗援外工作的独特方式。在中国政府的指导下,援外医疗队由各医院骨干力量组成,被选派的医生都具有主治医师以上资质,在业务上能够独当一面。根据受援国家的需要,中国选派的援外医生来自不同专科,其中不乏一些辅诊科室,如影像科。在治疗程序上,援外医疗队采取会诊制度,即多位不同专科的主任医师汇总患者情况,经过共同商议,最终确定治疗方案。这种高水准的援外医疗队在西方国家的医疗体制下是无法实现的。西方国家普遍实行主治医师制,即医生与患者是一对一的关系,经验丰富的好医生会有很多患者,并且他们不能随意离开自己的患者,所以西方国家参与国际援助的多是志愿者、民间社团或无国界组织。真正由政府选派优秀医生到非洲、拉丁美洲、亚洲和太平洋一些岛国去支援当地医疗卫生事业的,全球只有中国。中国不但给需要援助的国家输送医务人员,还带去了必需的药品和医疗器械,既保障了援外医生顺利开展工作,又帮助受援国家医疗机构提高了基础设施水平,这是中国援外医疗队的一大特色。中国援外医疗队不但把现代西方医学的先进技术输送到受援国,还把中国的传统医学带出国门,毫无保留地向当地医生传授推拿、针灸等中医理疗技术,使他们能够通过中西医结合为当地民众解除病痛,带来福音,为当地培养一支带不走的医疗队伍。

近年来,随着我国经济快速发展,中国在逐步加大对发展中国家的卫生援助,以提高受援国医疗卫生技术水平和医疗卫生事业发展能力为目的,不断总结经验,创新形式,改革管理机制,实现了援外医疗队和受援国卫生事业的可持续发展。当今的援外医疗工作中,国家正在探索和实践6个结合,即长期派出和短期派出相结合、常规技术和高端技术相结合、医疗服务和医学教育相结合、"走出去"和"请进来"相结合、现代医学和传统医学相结合、政府与民间相结合。通过短期与长期相结合、常规技术和高端技术相结合,中国已分派6批次不同专业的医生到特立尼达和多巴哥,帮助他们建立神经科;医疗服务和医学教育相结合,调整援外医疗队布局,充分利用有限资源,使技术平台兼顾发展成为培训平台,为受援国培养更多的医疗人才;"走出去"和"请进来"相结合、政府与民间相结合,例如,河北对口援助尼泊尔,尼泊尔肿瘤医院的4名医生已到河北大学进修肿瘤学;现代医学和传统医学相结合,如今援外医疗队已在非洲建起10所标准化中医医疗中心,推动中医走出国门,走向世界。今后,除了继续做好援助非洲的工作外,中国还要加强对周边国家的援助力度,包括东盟,加勒比海地区的一些小国,配合国家"一带一路"发展战略的需要。

第二节　医疗援助的管理伦理问题

当前,世界各国间的经济、文化交往日益频繁,国家与国家之间的互相依赖也与日俱增。许多自然灾害和疾病的发生是不受国界线和地域范围限制的,往往会互相影响,在这种情况下,就需要援助组织与各国政府、国际间的协作支援。各国、各方之所以积极发展国际医疗援助,是因为通过国际医疗援助,各方都能从中获得极大的利益。医学具备自然科学和人文科学的双重属性,秉持人道主义的特点使其在国际交往中游刃有余,常可获得外交官无法达到的效果。就受援国而言,可以为平民病患提供平时难得的医疗服务,解决灾祸、冲突中难以应对的医疗问题;另外通过接受长期的医疗援助还可以改善医疗环境、提高医疗水平、促进本国医疗卫生事业发展。就援助方而言,由于疾病是全人类共同的敌人,对外医疗援助常能跨越社会制度、文化背景、风俗习惯和价值取向的鸿沟,历来遭受非议少,具有超越政治的便利。建立在道德情感上的医疗援助是"赢得民心",改善与受援国政府和民众关系的最佳方式,借助国际医疗援助,援助方政府还可以达到提升医疗援助分队医疗技能、强化医疗援助分队应急能力和采集试验数据的目的。联合国和相关国际组织也可以通过组织协调国际医疗援助,扩大其在国际上的政治影响和提升国际形象。因而,无论是发达国家还是发展中国家,对涉外医疗援助都非常重视。

进入21世纪,医疗援助在我国的外事活动中逐渐增多甚至唱主角,呈现出鲜明的时代特征和多样化特点,具有很强的活力,成为了外交活动的一部分。例如,常规对非医疗援助、国际抢险救灾、涉外交流合作、跨国医药投资等。在这一系列活动中,军队医疗系统由于其特殊性,时常担当援外医疗的突击队和先行者,具有不可替代的作用。其中我军医务人员赴巴基斯坦紧急参加洪灾救援、"和平方舟"号医院船执行人道主义医疗服务、医疗防疫救护队赴海地参与救援、赴西非国家帮助抗击埃博拉疫情等行动,都为我国树立自身良好形象,维护世界和平发展做出了重要贡献。

但是国际医疗援助与受援之间的关系不是施舍与乞求的关系,而是人类共同承担的人道主义责任。近年来在针对第三世界国家实施医疗援助的过程中,也暴露了不少与管理和医疗实践相关的伦理问题。

一、与管理相关的伦理问题

（一）医患关系不对等现象

在国际医疗援助中形成理想的医患关系并非易事。究其原因,一方面是受援地区疫情、社情复杂,而援助国医务人员缺乏必要的跨文化服务经验;另一方面是某些西方国家医疗援助服务于政治利益,"重短期而轻长效、重形式而轻内容、重数量而轻质量、重需求而轻医疗",并没有形成系统、周密的医疗援助规划。有些援助队伍中医务人员性别结构搭配不合理,为其工作开展带来了诸多不便。例如,很多伊斯兰和非洲国家严禁男医生和女患者对话,更不能进行必要的临床检查。医务人员若执意按本国常规办法操作,势必对医患关系造成重大影响,甚至引起医患关系的恶化,导致援助工作受阻。有些医务人员在援助过程中表现出的傲慢和施舍的态度及种族歧视等,也造成了医患关系的紧张。

（二）医疗援助动机不纯现象

中国的国际医疗援助一直坚持选派专家骨干参与,极大地保证了援助工作的质量和国际声誉。但西方个别国家和组织存在以训练和提高医疗援助分队应急能力、对受援国人民进行医学试验和片面追求政治利益为目的的现象,造成受援方不满,加大了国际医疗援助开展的难度。援助方派遣的医务人员部分缺乏临床经验,有实习医生和非医务人员参与医疗分队的常规手术练习,甚至出现手术差错失败,危及病患生命;有些医疗队员以人体试验为目的,更是严重践踏了科研伦理的底线;有些医疗队以追求政治利益和影响为目的,援助方大肆渲染其医疗援助的规模和项目数量,而忽略实际效益,不重视治疗质量的改善和受援地区卫生状况和医疗水平的提高。1995年,苏格兰麻醉学家理查德·麦高恩在津巴布韦给2名婴儿注射致命剂量的吗啡,导致病患死亡;20世纪80～90年代迈克尔·斯旺戈在津巴布韦和赞比亚因错误治疗导致60人死亡;南非种族隔离期间,"海岸计划"原负责人沃特·巴松用黑人做试验品研制生化武器,这些都是令受援国人民望而生畏的医学败类。

(三)资源配给不公正现象

一般援助方在实施医疗援助的准备阶段,必须对所需携带和援助使用的医疗资源数量进行预算,但在实施援助过程中,常常由于受援地区人情、社情、疫情导致医疗资源的急剧短缺或大量浪费。一旦医疗资源短缺,援助方必将紧缩甚至停止医疗资源供应,致使受援国病患得不到及时救治。一些西方国家在向受援国提供医疗援助时,将医疗资源作为政治筹码,有选择性地配给,甚至存在长期库存物品或药品过期的现象。大量在欧美已淘汰多年,甚至已经从药典上除名的抗生素类药物在非洲各国也是大行其道。美军曾在一次台风灾害后实施的国际医疗援助中,将大量即将到期和淘汰的药品运到灾区,为当地医疗机构开展正常救治活动带来了极大的不便,引起了受援地区民众的强烈反感。

二、与医疗实践相关的伦理问题

(一)平等医疗权利与政府间地位协定特殊条款的矛盾

近年来,政府组织和民间团体组织的医疗援助团体经停、驻扎他国的情况逐渐增多,这些情况都涉及国际援助团体在东道主国领土内的法律地位问题。对此,国际上通常采取由援助团体的派遣国政府或地区与接受国政府或地区,在联合国等国际组织的授权监督下,以缔结援助组织地位协定的方式来加以规范。所谓援助组织地位协定,就是派遣国与接受国之间签订的、调整经接受国同意在其境内执行任务的派遣国援助组织地位的国际条约。世界上国家之间缔结部队地位协定早已成为普遍的国家实践,通常是为了促进国际军事安全合作,落实国防合作安排,其中影响最大的应是北约组织成员国在1951年签订的《北大西洋公约组织部队地位协定》,目的是加强成员国之间的军事安全合作。随着全球化进程不断推进,后来逐步扩展到非军事组织。一般来讲,地位协定的签署意味着援助组织在受援地区享有规范的特殊权力,同时也应承担该国政府所赋予援助组织的一定义务。但是,在实际工作中要复杂得多,受援国的政府往往从自身利益出发,在地位协定中明确规定政治倾向与其相悖的组织成员不在援助之列的特殊条款,这就使得特定情况下医务人员面对眼前疾病缠身的患者不能立即施行救治,必须对医务人员验明正身,倘若其政治背景属于地位协定特殊条款中明令禁止者,则必须拒绝治疗。这种做法明显与人道主义相矛盾,是医学伦理学的原则所不齿的行为。但是,在现实压力面前,所谓的人道、伦理、誓言都显得苍白无力,于是这种完全违背医务人员职业道德的行为在地位协定特殊条款的签署下便"顺理成章"地披上了合理、合法的外衣。这种地位协定与患者平等医疗权的冲突，将对医务人员伦理道德感产生强烈的冲击。

（二）安全、高效的医护工作要求与异域文化、观念的制约

由于思维观念不同，导致对同一事件处理方法不同所带来的影响更为严重。2003年4月，中国首支军事维和医疗分队赴刚果（金）执行联合国赋予的维和卫勤保障任务。刚果（金）由于部族众多、连年战乱、卫生资源匮乏等诸多因素导致艾滋病横行，但该国民众的思想观念是携带艾滋病病毒并不可怕，只要不被其他人发现就没什么可畏惧的。艾滋病病毒携带患者的学习、工作，甚至结婚育子都不受任何约束，并且知情医生绝不能将病患姓名说与他人，一经发现要负法律责任。其政府更是明确要求我国医疗援助队在援助治疗中不能对该国人员进行任何有关艾滋病病毒的例行体检。如此一来，对病患实施常规的艾滋病病毒检测违反该国法律规定，不尊重受援地区人民；而不采取例行检测，援助分队医务人员自身和其他病患的健康甚至生命都将受到威胁。刚果（金）政府及其人民的这种怕受歧视而故意逃避的观念和做法，使援助分队医务人员陷入两难的伦理困境，直接影响到医务工作和人员的自身安全。

（三）"知情同意"原则与特殊情况下紧急治疗的选择

医务人员要尊重病患、家属并尽量满足其合理要求，尤其是"知情同意"的权利。"知情同意"是指有行为能力的个体在得到必要和足够的信息并充分理解这些信息后，经过对这些信息的考虑，自由地做出参加研究的决定，而不受任何强迫、威胁、诱惑等不正当因素的影响。在医疗实践中，它是指医务人员为患者家属提供决定所需要的足够信息，患者、家属在充分考虑利与弊后，做出自己的决定。但在国际医疗援助中，受援地区一般条件艰苦，环境危险，混乱场面时常发生。多半病患根本不具备"知情"后"同意"的条件。此时，医务人员面对等待救治的病患，原本正常的医患关系将被扭转，是遵守《赫尔辛基宣言》里"尊重承认患者自身的主体性和应该享有的权利，告知获得同意后再实施治疗"的伦理观，还是根据现实的特殊情况，打破常规程序，坚决果断、务实高效的实施紧急救治，这是医务人员面临的伦理困境。在国际医疗援助中，医务人员不仅要调整自己的心理状态，全心全力抢救病患，更要对伦理观的冲突做出适时的调整，这种调整的选择过程是矛盾的，但又是现实必须采取的无奈之举。

三、医疗援助应该实施伦理监督

针对以上问题和现象,国际社会需要针对医疗援助进行伦理监督,使援助工作能够真正人道、正义、高效地开展。

(一)**舆论监督** 即相关国际社会和国际组织对援助双方行为和做法的赞扬或指责,是一种国际社会的社会评价。当前,国际上还没有固定的组织和机构负责对医疗援助双方的行为进行有针对性的评价,对国际医疗援助进行舆论监督,特别是那些在国际社会上知名度高、正义感强及责任感重的新闻媒体,应该勇挑重担。

(二)**制度监督** 可从制度上保证援助方和受援方在具体国际医疗援助过程中履行应尽的义务和行为职责,确保国际医疗援助质量,这是当前最迫切需要解决的。建立完善的国际医疗援助制度监督体系需要全世界人民的共同关注,需要国际社会共同的努力,更需要联合国及各国政府的严格执行。

(三)**自我监督** 援助方应主动地检视自己的行为、动因是否符合国际社会的行为要求,恪守人道、尊重仪俗、坚持无偿、自主中立,以实现预期的医疗援助目的。在国际医疗援助伦理原则的指导下,援助方自我管理和监督的内容主要包括:医患关系是否和谐、人道主义目的是否纯正、医疗人力资源和物品资源配给是否科学等。

第三节 医疗援助管理伦理原则

在国际医疗援助的特殊情境下,医务人员的管理工作和一言一行几乎都受到受援国民众和世界各国的评判和监督。医务人员能否按照伦理原则来规范、约束自己的行为,是医疗援助活动成功与否的重要原因。50多年来,我国对外医疗援助取得了巨大成功,受到了世界人民的高度赞赏。但面对新形势,我们仍需在认识、机制、管理、舆论等方面进一步创新。

1. **认识方面** 要充分明白援外医疗具有超越政治的便利,它是国际关系的试金石和外交斗争的角力点。

2. **机制方面** 应实现援助的一体化,达到全非洲"一盘棋";从提高现有资金的效率、丰富合作形式和利用国际资金等方面入手,改善医疗队的造血机能以减轻国家的财政负担;开发非官方机制,拓展合作领域,灵活处理产权,以提高对外医疗援助的抗击打能力和战斗力,或建立非洲总医院,以实现医疗队的升级与升格。

3. 管理方面　应从医疗队的派遣、队长的选拔和队员的管理入手,完善和探索切实有效的精细化管理制度。

4. 舆论方面　要主动作为,正确应对,积极发声,掌控国际话语权,同时制定各种规避风险的预案。

通过以上方式,提高我国对外医疗援助的实效,实现受援国民众健康与我国战略利益的双赢。在医疗援助管理的层面上,要遵循以下伦理原则。

一、恪守国际人道原则

人道主义强调人的价值,尊重人的权利,既是一种现代生活的基本要求,也是对现代文明的一种价值目标引导。人道主义精神在医学领域里体现为医务人员的重要价值目标和精神支柱。因此,在医疗援助中,必须充分尊重受援方患者人格、充分理解受援地区生活习惯、民族精神、文化习俗、宗教信仰、政治背景和医疗现状,将医疗援助建立在充分尊重自主这一基本的医学伦理原则之上,不得触犯和蔑视受援国人民的禁忌。保护他们的生命和财产不受进一步损害,维护人的自由,关心人的幸福,减轻受灾者的痛苦,确保人类个体的尊严。

二、尊重国家主权原则

联合国宪章第 2 条规定各成员国应遵循的国际法原则,明确把国家主权原则置于各原则之首,可见对国家主权的重视。在国际医疗援助中,我们坚持人道主义原则并不是无视国家主权,国际医疗援助行为执行与否必须充分尊重受援国的意愿,且必须征得受援国的同意才能对其进行援助,不得强制执行,更不得借人道之名行干涉他国内政之实。特别是一些第三世界国家,经济条件比较落后,在决定是否接受他国援助时常害怕他国有利用援助行为对其内政进行干涉的担忧。因此,在实施国际医疗援助行为时,援助国应与受援国平等协商,合理回应对方需求,充分尊重对方意愿,对如何援助、援助什么等问题充分沟通,而不是由援助组织或援助国单方面说了算,双方享有平等的话语权。尊重国家主权原则是国际人道原则的限制性原则,强调对国家主权的尊重仍然是国际社会最基本的组织单位的现实,也是尊重当事国人民自主选择的结果。

三、公益和无偿原则

对于国际医疗援助,国际上有相应的惯例,即提供无偿的公益性医疗救治。所谓公益与无偿原则,就是国际组织公认国际医疗援助为公益活动,医疗援助行为是无条件的、不带有任何政治或经济目的,保证不向受援国及民众收取任何报酬,力争使受援国民众获得应有的益处。我们强烈反对某些国家借国际医疗援助之名行干涉内政之实,也反对某些国家对别国援助只是为了夺取他国石油、矿产等资源的经济谋求,如此援助并非真正的公益和无偿救治,而是一种新殖民主义行为,这也是近年来国际医疗援助遭受拒绝的主要原因,甚至有些第三世界国家将"援助"视为一种有毒的赠品。

四、公正、中立和独立原则

在国际医疗援助中,是否秉承公正、中立和独立原则非常重要。公正客观地对待受援地患者,不因其种族、民族、性别、年龄、宗教信仰、文化背景、政治立场等因素而差别对待,应同等而行。医疗援助应严守中立,医疗需求是医疗援助唯一的指导原则,要竭尽全力救助那些需要医护人员帮助的病患。特别是当受援国处于战争状态时,国内各种团体、派别间的利益冲突纷繁交错,要保证国际医疗援助行动的有效展开,必须在冲突各方间保持中立,如《日内瓦宣言》所述:"在我的职业和我的患者之间,不允许把宗教、国籍、种族和政党立场掺杂进去"。作为国际医疗救援人员,应独立于任何政治团体之外,不受外界支配,尤其是政治力量支配,抛弃一切意识形态领域的歧视,行使独立的自主权,一视同仁地公正对待冲突双方所有需要医疗救助的人员。

这些伦理学基本原则来自对过往医疗援助的实践总结,意义重大。在未来的医疗援助工作中,我们应继续做好管理组织层面的工作和原则的制定,使人道主义精神和医疗援助伦理原则转化为援助方医务人员和相关参与人员的行动准则,增强医疗援助的可持续性和可复制性,促进国际医疗援助事业的健康发展。

(杜 萍)

第十五章　医院风险与危机管理伦理

案例导读

医院舆论危机公关

2012年2月的一个上午10:00,产妇王玲入住某市A医院,第2日晚上23:00采用吸引器助产一名男婴。新生儿娩出的同时,发现产妇脸色苍白,心电监护提示血氧饱和度下降,医方向家属交待病情,下达病危通知书,并于第3日凌晨0:20将产妇转入ICU病房抢救,但产妇还是于1:30心跳停止。第3日凌晨6:00,死者家属纠集多人数次冲击医护办公室,打砸物品并谩骂医务人员及协调人员。第4日早上7:00,医闹再次升级。门诊及病房通道被封锁,产科病房医务人员被堵,不能进入手术室实施急诊手术,公安人员到现场进行维护和疏通,直到10:00,医院部分科室才恢复正常的医疗秩序。

这一事件在该市引起轩然大波,舆论导向一致偏向患方,认为医院治死了一名产妇。部分媒体在未经核实的情况下,就以"无良医院害死产妇,家属讨要公道遭打伤""产妇之死,院之过"等各种带有倾向性的骇人标题进行报道。一些主流媒体记者则天天在医院相关科室的门口要求采访主治医生、科主任,以及医院领导。医院领导认为在原因未明、结论未定的情况下不宜随便接受采访。个别不负责任的媒体,甚至直接通过猜测臆断对其中的细节夸大渲染,撰写出失实的报道,一时间A医院被推向风口浪尖,成为众矢之的。

后经卫生部门紧急调查,患者入院后的诊疗过程均按医疗原则和程序处理,每一个环节院方均无过失。产妇系急性羊水栓塞致死,这种难以预料的严重产科并发症,发病率极低,仅为1/100 000~1/8 000,但死亡率极高。处于风口浪尖的A医院马上通过召开新闻发布会回应各种不实传闻,还了医院和医务人员一个清白。

引自:https://wenku.baidu.com/view/2750e626b90d6c85ec3ac65c.html

医疗行业是一个高风险的行业,风险与危机随时存在。现实医疗机构运行中,涉及医院风险、医疗纠纷,以及医患关系危机的情况时有发生,如何在风险和危机发生后有效应对,化解危机,使其破坏性减少到最低限度,并从风险和危机中保持医院形象,获得新生,成为医院管理的重要课题。

第一节 医院风险管理伦理

一、医院风险管理概述

(一)医疗风险的概念

医疗风险(medical risk)是一个复杂的概念,美国杜克大学对其的定义较为简单,即"遭受损害的可能性",而国内多数是指医疗过程中的不良现象。近期国内有专家做过这样的定义:医疗过程中的不确定性危害因素,直接或间接导致患者死亡或伤残,进而引发医患双方遭受损失的可能性,医院也会为此付出代价和医院声誉损失。

(二)医疗风险类型

医疗风险包括医疗损害责任、医疗事故、并发症、医疗意外、医院感染等。

1. 医疗损害责任 2020年5月28日,十三届全国人大三次会议表决通过的《中华人民共和国民法典》中第七编第六章对医疗损害责任相关内容做出规定:医疗机构及医务人员在医疗过程中因过失,或者在法律规定的情况下无论有无过失,造成患者人身损害或者其他损害,应当承担的以损害赔偿为主要方式的侵权责任。

2. 医疗事故 是指医疗机构的主要医务工作人员因违反医疗卫生管理法律、行政法规、部门规章和诊疗护理规范、常规,在接诊运输、登记检查、护理治疗诊疗等活动程序中,未尽到应有的责任和治疗水平或措施不当、治疗态度消极、延误时机、告知错误、误诊漏诊、弄虚作假、错误干预等不良行为,以致病患智力、身体发生了不应有的损害,或延误了治疗时机造成了病情加重或死亡所产生的生命财产有额外损失的情况。医疗事故是医患双方危害最大的医疗危险,是最严重的医疗不安全问题,不仅对患者人身造成伤害,而且会严重损害医院及医务人员的声誉,对医院造成不良影响。

3. 并发症 是指在诊疗护理过程中,患者由患一种疾病合并发生了与这种疾病有关的另一种或几种疾病。例如,消化性溃疡可能有幽门梗阻、胃穿孔或大出血等并发症。还有一种解释认为,并发症是在诊疗过程中,患者发生了医学科学技术能够预见但不能避免和防范的不良后果。例如,患者手术部位的组织器官有严重粘连、脏器先天性畸形、解剖学上的变异等,手术中无法识别正常的组织和器官而造成损伤,导致不良后果的,就属于外科手术治疗并发症。在这种情况下,并发症和医务人员是否存在过失没有直接因果关系。由于并发症能够预见,所以医务人员事先要向患者及家属进行充分告知,使其具有一定的心理准备,如果没有告知,事后又没有及时充分地进行解释,加之救治效果不佳,可能会对患者造成严重不良后果,这个时候不可避免地会发生医疗纠纷。

4. **医疗意外** 是指在对患者诊疗护理过程中,不是出于故意或过失,而是由于受医学科学水平所限,患者在诊疗护理过程中由于病情特殊或体质特殊等不能抗拒或不能预见的原因导致的难以预料和防范的不良后果的情况。所谓不能抗拒是指医务人员遇到某种不可抗拒的力量,即医务人员自身能力、环境和条件,不能排斥和阻止损害后果的发生。所谓不能预见是指医务人员没有预见,而且当时的条件、情况,以及医务人员的技术能力也不能预见。例如,有些药物的注射,虽然按照操作规程进行皮肤过敏试验,但个别阴性者注射后仍会发生过敏反应。还有的药物在药典中并未规定做皮肤试验,但是由于个别患者的特异性体质而发生过敏反应,甚至死亡。医疗意外发生后,由于患者及家属对突然发生的不良后果难以接受,也不能理解。因此,可能会误认为医务人员存在医疗过失或者把医务人员正确的治疗措施当作引发医疗意外的原因。这类医疗纠纷在无医疗过失纠纷中占据较大比例。

(三) 医疗风险的成因

1. **疾病的复杂性和医学的局限性** 人体是非常复杂的系统,直到今天人类对生命现象的研究还处于浅表层次,医学和生命科学对很多领域的生命机制尚未完全掌握。如艾滋病的窗口期,由于血液中没有产生艾滋病病毒抗体,现有的医学技术不能检测出血液中是否感染了艾滋病病毒,艾滋病病毒携带者如果在这个时期献血,会被当作合格的血液,因此输血的患者就有被感染的风险。同时,随着疾病谱的变化,心脑血管疾病、癌症、糖尿病等慢性疾病开始困扰人类,这类疾病造成脑、心、肾等重要脏器的损害,易造成伤残,影响劳动能力和生活质量,且医疗费用极其昂贵,增加社会和家庭的经济负担。虽然某些新的诊疗手段不断发展,但也会因为技术局限而导致对人体的二次伤害,例如,内脏器官组织活检可能发生出血,即使由最熟练的医务人员进行操作也不能避免。

2. 医疗管理机制不够健全　这方面的因素主要包括:①诊疗常规不健全或者不完善,诊疗常规是医务人员工作行为的科学规范,不仅可以保证医疗质量,而且还能规避风险。诊疗常规的不健全可能导致诊疗工作的盲目性和随意性,从而增加风险。②仪器设备出现故障也是管理方面常见的问题,按照要求,医疗设备需要有专人负责,定期检查维护,保证正常运转,特别是抢救设备,如呼吸机、麻醉机、体外循环机等一旦出现故障,可能会导致抢救失败,患者死亡。检查设备出现故障可能导致检查报告出错,而错误的报告可能会误导医生造成误诊误治等不良后果,而医院的信息系统和计算机如果出现问题同样会导致事故发生。

3. 医患双方在诊疗过程中的过失　医患双方在诊疗过程中是共同体的关系,任何一方出现差错都会耽误整个诊疗过程。例如,医务人员如果疏忽大意或者过于自信而违背医疗卫生法律法规、诊疗护理常规,就会引发医疗风险。而患者在诊治过程中如果采取不合作、不配合的方式,或者不听医嘱拒绝改变不良生活习惯,同样也会增加医疗过程的风险。例如,急性胰腺炎患者在行动和饮食方面要求很严格,需要禁食、卧床等,如果患者不遵照医嘱,则可能引发急性腹膜炎,不仅影响治疗效果还会造成病情恶化。

二、医院风险管理的伦理要求

（一）正确处理医疗风险和利益的关系

临床医生在决定进行某项检查或者治疗时,必须明确风险所在,对新的治疗方法和检查手段必须查阅文献,根据已发表的研究成果了解其潜在风险和患者可能获得的收益,并权衡评估。当利益大于风险时,建议患者接纳风险,接受治疗或检查,反之则不主张患者进行这种风险大的检查或治疗。此外,还要充分认识在检查和治疗过程中存在的人为和系统风险,以及患者的行为和个体差异所带来的风险。

（二）正确处理规避风险和治病救人的关系

在医疗纠纷日益增多的当下,医生也面临更多的职业压力和风险,为了避免给自身带来不必要的纠纷和干扰,很多医务人员会采取"自卫性医疗行为",这是趋利避害的自然选择,但是这样做必须遵循一个前提,即不伤害患者利益。也就是说,不能为了规避风险而避重就轻,不收治重症患者,不做疑难手术。等级高的大医院更有责任、有能力为患者提供高风险、高技术水平的医疗服务,解决患者问题。医务人员应该把规避风险的着力点放在提高技术水平,强化责任感和自律意识这方面。为了防止过度的自卫性医疗行为,还需要健全符合人性的医疗风险保障制度,例如,实行医生职业保险制度,给医生解决后顾之忧,排除心中的顾虑。

(三)建立健全规章制度和诊疗常规

从医疗风险诱发因素出发,建立医疗风险因素的防控预案,对首诊负责制度、查房制度、会诊制度、疑难病案讨论制度、病案管理制度、护理制度等进行细节性的完善,在制度的实行过程中去发现潜在的医疗风险因素,并进行相应的预评估和采取相应的措施。同时要根据医学科学技术的进步不断更新和发展,特别是当前开展的侵入式治疗手段和技术操作,在行业规范尚未出台的情况下,医院内部必须及早制定相对完善的标准和规范,并在实践中不断调整完善。

(四)发挥风险管理组织的作用

医院的风险管理必须依托专门的组织去完成,因此,医院要依托个体质量控制、科室质量控制、院级及机关职能部门的医疗质量控制的三级网络模式,或者成立风险管理委员会专门负责相关工作。医疗风险管理委员会可以由院长、医务处长、感染科长、护理部主任、重点临床科室和专职的主任、科员组成。风险管理委员会除了接待投诉、处理事故和纠纷外,最重要的职责就是统筹和监督医疗风险活动,研究如何降低和化解医疗风险。风险管理人员要对医疗风险的原因和发生过程进行学习研究,对管理体制、医疗流程、医疗规范进行核查,及时发现并改正可能存在的问题,以减少医疗风险,最终实现"以患者为中心"的价值。

(五)加强医务人员的职业道德教育

为了避免风险,医务人员除了不断提升医疗水平之外,还需要接受法制教育和职业道德教育,不断提高综合素质。通过这样的教育,加强医务人员的职业精神,能够在思想上重视、规避医疗风险,有意识地做到防患于未然,对复杂问题及时采取妥善的处置措施,避免医疗风险发生。

(六)加强医患沟通和对患者的风险教育

要通过沟通使患者认识到人体和疾病的复杂性,以及医学的局限性,使其能够认识到某些疾病并不能完全治愈,有些医疗技术的应用不可避免地会给人体造成伤害。例如,化疗和放疗作为治疗癌症的方法,在杀死癌细胞的同时对人体正常细胞也会造成伤害,甚至导致患者死亡;介入性治疗作为一种创伤小、见效快的治疗手段还存在感染、出血等并发症。通过这样的沟通和风险教育,使患者能够具备平和的心态,并积极配合治疗,从而降低医疗风险发生的概率。

第二节 医疗纠纷与侵权管理伦理

医疗风险特别是医疗事故会引发医患双方关系的紧张,甚至导致医疗纠纷、医患冲突等,如果医方构成了侵权,患者有权利提出维权的诉求,而医院也必须按照《中华人民共和国侵权责任法》等相关法律承担对患者的补偿责任。

一、医疗纠纷管理及其伦理问题

(一)医患关系及其类型

医患关系是医务人员与患者在医疗过程中产生的特定医治关系,是医疗人际关系中的关键。著名医史学家西格里斯曾经说过:"每一个医学行动始终涉及两类当事人:医师和病员,或者更广泛地说,医学团体和社会,医学无非是这两群人之间多方面的关系"。所以,从广义上来看,医患关系中的"医方"已由单纯的医务人员扩展为参与医疗活动的全体机构和人员;"患方"也由单纯的求医者扩展为与求医者相关的每一种社会关系。1956年,美国学者萨斯和荷伦德在《内科学成就》上发表的《医患关系的基本模式》一文中,提出了医患关系的3种基本类型。①主动与被动型:医师完全主动,患者完全被动;医师的权威性不受任何怀疑,病员不会提出任何异议。②引导与合作型:医师和患者都具有主动性;医师的意见受到尊重,但患者可有疑问和寻求解释。③共同参与型:医师与患者的主动性等同,共同参与医疗的决定与实施;医师此时的意见常常涉及患者的生活习惯、方式及人际关系调整,患者的配合和自行完成治疗显得尤为重要。

(二)医疗纠纷的概念

医疗纠纷是指医方(医疗机构)与患方(患者或者患者近亲属)之间产生的纠纷。医疗纠纷包括基于医疗过错争议产生的医疗纠纷,也包括与医疗过错无关的其他医疗纠纷(如欠付医疗费的纠纷、对疗效不满等)。在医疗服务结束后,患者可能会对医疗服务过程或结果不满意,并向医院提出异议和补偿诉求,从而导致医患双方产生分歧。这里需要区分广义和狭义的医疗纠纷。

广义的医疗纠纷包括医患双方所产生的任何争议,例如,患者对疗法不满意或者对非技术服务不满意而与医院之间产生争议,当事双方对是否构成医疗事故产生争议或对构成医疗事故后的民事赔偿产生争议,医院因患者拖欠医药费或医务人员受伤害而与患者之间产生争议等。狭义的医疗纠纷即通常所说的,医患双方对诊疗护理过程中发生的不良后果及其产生原因认识不一致而发生的争议。一般而言,凡是患者或其家属对诊疗护理工作不满,认为医务人员在诊疗工作中有失误,对患者出现的伤残或死亡,以及诊治延期或痛苦增多等情况负有责任,与医院发生争执的,都属于医疗纠纷。

(三) 医疗纠纷的主要原因

医疗纠纷涉及医院和患者2个方面的原因。

1. 医院方面的原因

(1) 意料之外的工作失误:主要是指由于医院方面工作不及时不到位,导致患者等待时间过长。例如,急诊患者没有得到及时的处置、住院患者没有被及时查房导致紧急情况未能得到及时处置、医疗设备出现故障导致患者不能如期得到检查和治疗。需要强调的是,这些失误并不一定会引发纠纷,关键在于是否对患者造成不良影响,以及医院是否及时采取处理措施。

(2) 医患沟通问题:医务人员和患者及家属之间的沟通不畅,或者沟通技巧欠佳,使患者及其家属对疾病的发展过程和检查的风险认识不足,当出现并发症、医疗意外等情况时,造成患者或其家属误认为诊治有问题。

(3) 医务人员的不良行为:医务人员未能履行医生义务、侵犯患者权利等情况。例如,在患者及其家属不知情的情况下进行风险较大的诊治措施和临床试验,侵犯了患者的知情同意权,也违背了尊重原则和不伤害原则,当伤害发生后,纠纷必然发生而且医生不能免除责任。医生医德修养欠佳,开大处方、收红包甚至索要财物;医生言语不当,服务态度不好,不尊重患者,甚至粗暴侮辱患者等都是引发纠纷的重要因素。

2. 患者方面的原因

(1) 患者缺乏对医学知识的了解和认识,对医生的期望值偏离实际,当患者的疾病没有得到治愈时就可能因为不接受现实而产生纠纷,还有患者及其家属对于并非医生引起的并发症、医疗意外不能理解,归咎于医生,从而引发纠纷。

(2) 患者的心理因素导致对医务人员产生误会,例如,突然丧失亲人的打击,可能使患者家属意识混乱、情绪激动愤怒,并且非常不理智,在这种情绪支配下的家属自然很难理解医务人员的解释说明,甚至加深对医务人员的误会。

(3) 患者的不良动机也可能造成纠纷,极少数患者及家属试图通过制造纠纷来达到逃避或减免医疗费用的目的。

(四) 处理医疗纠纷的伦理要求

《医疗纠纷预防和处理条例》自 2018 年 10 月 1 日起实施以来,其中对如何预防和处理医疗纠纷进行了明确规定,医院应该严格执行。同时医院在医疗纠纷管理方面要遵守以下医学伦理规定的要求。

1. **加强对医务人员的教育** 医院应当对医务人员进行医疗卫生法律、法规、规章和诊疗相关规范、常规的培训,并加强职业道德教育。使医务人员在诊疗活动中以患者为中心,加强人文关怀,严格遵守医疗卫生法律、法规、规章和诊疗相关规范、常规,恪守职业道德。例如,医务人员在诊疗活动中应当向患者说明病情和医疗措施。需要实施手术,或者开展临床试验等存在一定的危险性、可能产生不良后果的特殊检查、特殊治疗的行为,医务人员应当及时向患者说明医疗风险、替代医疗方案等情况,并取得其书面同意;在患者处于昏迷等无法自主做出决定的状态或者病情不宜向患者说明等情形下,应当向患者的近亲属说明,并取得其书面同意。紧急情况下不能取得患者或者其近亲属意见的,经医疗机构负责人或者授权的负责人批准,可以立即实施相应的医疗措施。

2. **加强医患沟通** 医疗机构应当建立健全医患沟通机制,对患者在诊疗过程中提出的咨询、意见和建议,应当耐心解释、说明,并按照规定进行处理;对患者就诊疗行为提出的疑问,应当及时予以核实、自查,并指定有关人员与患者或者其近亲属沟通,如实说明情况。医疗机构应当建立健全投诉接待制度,设置统一的投诉管理部门,或者配备专(兼)职人员,在医疗机构显著位置公布医疗纠纷解决途径、程序和联系方式等,方便患者投诉或者咨询。

3. **明确医患双方的权利和义务** 医患双方的权利和义务必须明确,这有利于医患之间相互理解和沟通,建立和谐的医患关系。例如,针对病例资料,《医疗纠纷预防和处理条例》规定:任何单位和个人不得篡改、伪造、隐匿、毁灭或者抢夺病历资料。如果医患双方都能明确并理解各自的权利和义务,就能做到尊重对方的权利,履行自己应尽的义务,并且能够实事求是、客观地对待医疗后果,从而减少不必要的医疗纠纷。

4. **严格按照法律履行责任** 医患双方在医疗纠纷处理中,造成人身、财产或者其他损害的,依法承担民事责任;构成违反治安管理行为的,由公安机关依法给予治安管理处罚;构成犯罪的,依法追究刑事责任。

二、医疗侵权责任及其伦理问题

（一）医疗侵权责任的概念及其构成要件

医疗损害责任是指医疗机构及医务人员在医疗过程中因过失,或者在法律规定的情况下无论有无过失,造成患者人身损害或者他损害,应当承担的以损害赔偿为主要方式的侵权责任。《中华人民共和国民法典》第七编侵权责任第一千二百一十八条规定:患者在诊疗活动中受到损害,医疗机构或者医务人员有过错的,由医疗机构承担赔偿责任。医疗侵权责任的构成要符合以下4个方面的要求:违法行为、损害后果、因果关系、主观过错。只有在这4个方面要素同时具备的情况下,医疗侵权责任才能成立,才需要由医疗机构承担赔偿责任。

（二）医疗侵权责任的类型

《中华人民共和国民法典》第七编侵权责任关于医疗损害责任赔偿修改了7条法条,规定了过错责任原则、过错推定责任原则和严格责任原则,其中最受关注的是医疗机构的过错推定条款。发生医疗事故时,要进行责任认定,病历记录是非常重要的证据,但是详细的医疗记录由医疗机构保管,会出现医疗机构以遗失为借口逃避法律责任的情况。因此在《中华人民共和国民法典》的立法过程中,明确遗失、伪造、篡改或违法销毁病历资料的,均直接推定为医疗机构有过错。医疗侵权责任的内容包括以下几个方面。

1. **违反告知义务与侵害患者知情同意权**　医疗告知是作为医疗主体的医疗机构及其医务人员在诊疗活动中应当向患者说明病情和医疗措施。需要实施手术、特殊检查、特殊治疗的,医务人员应当及时向患者具体说明医疗风险、替代医疗方案等情况,并取得其明确同意;不能或者不宜向患者说明的,应当向患者的近亲属说明,并取得其明确同意。违反医疗告知义务的侵权行为是指医务人员未尽到告知义务,造成患者损害的,医疗机构应当承担赔偿责任。

2. **违反诊疗义务的侵权行为**　医务人员在诊疗活动中未尽到与当时的医疗水平相应的诊疗义务,造成患者损害的,医疗机构应当承担赔偿责任。这类侵权行为是指医疗机构及医务人员从事病情检验、诊断、治疗方法的选择,治疗措施的执行,病情发展过程的追踪,以及术后照护等医疗行为中,存在不符合当时医疗水平的过失行为,医疗机构所应当承担的侵权赔偿责任。

3. **使用缺陷、不合格医疗物品的侵权行为** 因药品、消毒产品、医疗器械的缺陷,或者输入不合格的血液造成患者损害的,患者可以向药品上市许可持有人、生产者、血液提供机构请求赔偿,也可以向医疗机构请求赔偿。患者向医疗机构请求赔偿的,医疗机构赔偿后,有权向负有责任的药品上市许可持有人、生产者、血液提供机构追偿。

4. **违反保密义务的侵权行为** 患者的隐私权是指医疗活动中,患者拥有保护自身的隐私部位、病史、身体缺陷、特殊经历、遭遇等隐私,不受任何形式的外来侵犯的权利。由于医疗活动的特殊性,医务人员掌握了患者的疾病情况及其他个人信息,这些都是患者的重大隐私信息,医疗机构及其医务人员应当对患者的隐私和个人信息保密。泄露患者的隐私和个人信息,或者未经患者同意公开其病历资料的,应当承担侵权责任。

5. **过度医疗导致的侵权行为** 过度医疗是指医疗机构及医务人员在医疗活动中,违反法定及约定义务,提供了超过患者实际需求的医疗服务,造成患者人身伤害及财产损失的行为。医疗机构及其医务人员不得违反诊疗规范,实施不必要的检查。

(三)医疗损害的赔偿及医疗侵权责任免责事由

1. **医疗损害的赔偿** 按照《中华人民共和国民法典》规定,侵害他人造成人身损害的,应当赔偿医疗费、护理费、交通费、营养费、住院伙食补助费等为治疗和康复支出的合理费用,以及因误工减少的收入。造成残疾的,还应当赔偿辅助器具费和残疾赔偿金;造成死亡的,还应当赔偿丧葬费和死亡赔偿金。侵害自然人人身权益造成严重精神损害的,被侵权人有权请求精神损害赔偿。

2. **医疗侵权责任免责事由** 《中华人民共和国民法典》专门增加了对医疗机构及其医务人员的合法权益进行法律保护的内容,干扰医疗秩序,妨碍医务人员工作、生活,侵害医务人员合法权益的,应当依法承担法律责任。患者在诊疗活动中受到损害,有下列情形之一的,医疗机构不承担赔偿责任。

(1)患者或者其近亲属不配合医疗机构进行符合诊疗规范的诊疗。包括患者及其家属不如实提供病史、不配合检查、不遵守医嘱、不服从医院管理、不同意医生建议并私自采取医疗措施。

(2)医务人员在抢救生命垂危的患者等紧急情况下已经尽到合理诊疗义务。这一免责需要满足的条件包括:抢救生命垂危的患者等紧急情况并尽到合理诊疗义务,在有限的条件下,尽可能地将抢救副作用降到最低。

(3) 限于当时的医疗水平难以诊疗。包括：在医疗活动中由于患者病情异常，或者患者体质特殊而发生医疗意外的，在现有技术条件下发生无法预料或者不能预防的不良后果的，无过错输血感染造成不良后果等。

第三节　医院危机管理伦理

一、医院危机管理概述

(一) 医院危机概念

危机是指由于突发因素引发的一种对组织生存与发展具有威胁性的情境或事件。医院危机是指在医院正常运营过程中突然发生的、可严重影响正常医疗秩序、给医院造成巨大损失，或可能引发灾难性事故，损害医院社会声誉和公众形象，危及医务人员和患者生命安全，严重威胁医院生存和发展的事件。突发性和紧急性、不确定性、危害性及破坏性是医院危机最根本的特征。危机的发生会导致医院偏离正常运行轨道，影响医疗秩序，对医院声誉造成损害，给医院带来多方面损失，严重威胁医院的生存与发展。

因此要加强医院危机管理，医院危机管理是医院预防危机、控制及处理危机、危机总结与工作改进等管理活动。危机管理的主要目的就是在危机发生前预防危机发生，在危机发生时采取措施避免或减少危机损害，在危机发生后使医院尽早从危机中恢复。由此可见，危机管理是一个系统概念，贯穿危机的全过程。

(二) 医院危机的主要原因

医院需有效地进行危机管理，必须对危机的原因具有全面的把握和深刻的认识，一般来说，医院危机主要包括内部和外部2个方面的原因。

1. 内部原因　主要包括医院管理混乱、经营不善，造成科室结构不合理、资金周转困难。此外，医院形象危机也是一个重要方面，医院形象关乎医院生存和发展，如果医院形象不好，例如，服务环境不好、医疗质量差等方面的问题可能最后导致医院运转失序甚至倒闭。

2. 外部原因　包括突发事件引起的危机，例如，新发传染病流行等突发公共卫生事件在短时间内对医院造成极大的压力；社会环境因素引发的危机，地区人口状况、市场需求、经济发展、文化环境等发生重大变化时将会给医院带来危机。例如,我国在向市场经济体制迈进的过程中,除了基层医院以外的公立医院逐渐改制为财政差额拨款单位,医院的经费来源和自身创造的收入有很大关系,有些医院如果不能适应则可能产生生存和发展危机。此外,医疗行业不可避免地会发生医疗差错和纠纷,由于医疗差错和纠纷关乎人的生命健康,在新媒体时代,很容易引起广泛传播,造成公众误解,负面舆情对医院会造成严重的消极影响。

(三)医院危机的发展过程

医院危机发生一般分为危机潜伏期、危机爆发期和危机恢复期3个阶段。

1. 医院危机潜伏期 危机发生的前期,在此阶段危机已表现出某种前兆和迹象,但尚未形成损害。潜伏期是危险与机会共同存在的时期,危机管理的重点是预测和预警。

2. 医院危机爆发期 如果在危机潜伏期间没有及时遏制势头,控制隐患,危机就可能进入爆发期,爆发期的特点是进展快、强度大,一般持续时间较短。在危机爆发期,医院管理的重点是紧急控制或减少危机造成的损害和损失,使其向正面积极的结果转化。

3. 医院危机恢复期 在疾风暴雨的爆发期后,危机得到基本控制,不会再造成大的损害,潜在的危害被逐步认识,此时管理的重点应转向危机恢复工作,使医院工作尽早从危机中恢复过来,并通过总结危机教训调整思路、改进工作。

二、医院危机管理的伦理要求

(一)医院危机预防期的伦理要求

在危机预防期,主要的着力点应放在预防和监测预警方面,具体包括以下几个方面。

1. 坚持底线思维,强化危机意识 意识到危机的潜伏期并做出反应是非常困难的事情,管理者必须拥有敏锐的意识,做到未雨绸缪,防患于未然,才能预见到危机的苗头和征兆,提前积极采取有效措施,防止危机爆发。如果医院没有危机意识,缺乏制度性的防范措施,当危机到来时,就会很难妥善应对。

2. 加强危机监测和预警 医院危机监测是应用信息和预测技术对危机发生的可能性及其危害程度进行预测和评估,危机预警根据监测的结果而定。

(1)要掌握大量信息,发现危机苗头,并进行连续监测,以便在危机爆发前采取有力措施避免危机发生。这些信息包括医疗业务量是否下降、医疗质量是否滑坡、媒体是否负面宣传和报道、医务人员归属感是否下降、人才结构是否合理等方面。

（2）在掌握大量信息的前提下，要使用定性预测方法和定量预测方法进行预测。其中定性预测法主要是根据人们的经验和主观判断进行预测，例如德尔菲法、头脑风暴法；定量预测法主要是统计预测法，即根据一定数据，运用数学模型来确定各变量之间的数量关系，根据数学运算和分析结果来预测危机的未来，主要有时间序列法和回归分析预测法。

3. 制定医院危机管理预案　医院危机管理预案是医院在没有爆发危机前，事先制定的在紧急情况下，进行危机预报和处理危机的组织指挥、行动方案、资源配置、培训演练等方面的工作安排。医院在制定预案时既要考虑医院所处的环境，也要结合自身实际，要明确危机管理目标、管理组织名单和联系方式、可能出现的危机及处理方案、紧急情况下的工作程序，建立异常情况或危机征兆报告制度。

（二）医院危机处理中的伦理要求

危机一旦发生，会迅速从局部向全局传导，影响整个医院的工作。因此，危机发生后医院必须及时启动医院危机管理预案，进入危机处理阶段。危机处理是为了减少危机损害，按照危机管理预案和应急决策对危机采取措施，工作重心应放在快速隔离危机、紧急处理危机、消除危机后果上。

1. 快速反应，隔离危机　危机爆发后，会迅速扩张并波及其他领域。因此，处理危机应采取果断措施，力争在损害扩大前做好危机隔离工作，避免危机的扩散。所谓危机隔离就是将受到危机影响的领域和暂时还没有受到危机影响的区域分开，将危机的影响控制在医院自身的范围，防止局部问题影响到医院其他工作的正常运行，特别是保证医疗工作的正常开展。

2. 实事求是，公开信息　危机发生后，常常会引起患者、社会、媒体和利益相关者的关注，如果医院不能正确对待患者、媒体和利益相关者的需求和期待，医院会陷入更加窘迫的危险境况。信息是决策和妥善应对危机的依据，医院管理者在危机发生后要及时收集信息，并对信息进行处理、分析、综合，将信息传递给有关人员，必要时将信息向社会公布。对公布的信息必须做到连贯一致，不能自相矛盾，否则会引起公众的质疑和信任危机，引发负面舆情。

3. 以人为本，主动担责　在危机管理中，医院要恪守社会责任，坚持"以人为本"的价值观，将公众和患者利益置于首位。要积极接受监督，主动向上级主管部门迅速上报实情，也可依靠权威专家、专业机构或行业部门、意见领袖给予证实。必要时医院可以主动邀请媒体代表、社会监督员、权威专业人士、家属代表,或上级部门等人员参与危机事件的调查和处理,展现对危机事件处理的决心、能力和诚意。确系医院行为失当的事件不能推诿责任或避重就轻,而必须坦诚致歉、合理补偿、诚意整改,争取患者和公众的理解支持。

4. 冷静对待,切忌恐慌　当危机爆发后,医院全体员工都是处理危机的主体,也是危机的受影响者,为了防止员工士气不振和信心不足,决策者不能表现出对危机的恐惧,必须沉着冷静,才能自如应对危机。

（三）医院危机恢复期的伦理要求

危机爆发期过后就逐渐进入危机恢复期,此时危机管理的主要工作是恢复和维持医院的正常秩序、总结医院危机、引领医院新的发展。

1. 恢复秩序,维持医院工作正常运转　危机造成的损失一般会影响医院的正常运转,危机恢复工作首先是将医院各项工作恢复到危机前的水平,维持诊疗工作的正常运行,保证医疗服务质量和医院声誉。

2. 反思危机,总结经验教训　危机的形成有多方面的原因,需要在危机后总结危机的发生和应对危机的经验是不可或缺的。总结教训的过程实际上也是在反思检查医院应对处理整个危机的做法,总结的重点包括:危机发生的原因、损失、应对过程的有益做法和不足之处等。

3. 化危为机,引领医院新的发展　危和机总是相伴而生,医院危机在给医院造成损失的同时,也会带来一些新的发展的机遇,但是机遇需要管理者的及时洞察和把握。因此,医院管理者能否把握住这些机会,及时推进医院改革创新、增强医院凝聚力、展示医院良好的形象是化危为机的关键。

第四节　互联网条件下医院危机舆情管理

一、医院危机舆情管理的现状

媒体对医院危机事件的报道具有 2 个方面的作用,积极的作用是有利于发现问题,监督和规范医院和医务人员的行为,消极的作用是偏颇报道可能对群众造成误导,甚至导致负面舆情,不仅不利于化解危机,而且会对医患关系造成不利影响。对医院来说,在应对危机时,不仅要做好对外发布信息的工作,更需要做好舆情监控、引导的工作,尤其要充分利用好网络新媒体。当前很多医院在这方面还有很大的提升空间。

(一) 医院危机舆情管理的联动机制不畅通

随着新媒体的发展,医院管理者对媒体信息的认知、辨别、评价和使用的能力明显不足,致使医院和媒体的沟通协调更加困难。应对舆情危机需要上级单位以及医院内部多部门联动合作,统一对外口径,虽然每个医院都有应对突发事件的应急预案,但是结合医院自身实际情况的预案还不够完善,可操作性不强,一旦遇到问题,各部门甚至会互相推卸责任,致使各环节不畅通。此外,由于缺乏与媒体沟通的机制,不积极配合争取媒体的理解,不引导媒体客观公正的报道,不时产生媒体因缺乏信息渠道而引起的猜测、谣言。

(二) 医院危机舆情应对的着力点失衡

医院在出现舆情危机时,要么认为只要能够处理好纠纷即可,只关注解决问题而忽视舆情管理,要么是在确有不当行为的情况下,害怕与媒体沟通,一心只想逃避责任,态度消极。即使主动发布消息,也多采取官方网站、新闻发布会等传统途径,忽略了微信、微博等新媒体阵地,失去了主动的引导权,没能够在舆情突发控制的黄金期消灭舆情态势的发展。更有甚者对媒体采取不配合态度,将媒体推至对立面,导致无法得到媒体的支持和理解,沟通效果差,进一步引爆舆情热点。

(三) 医院危机舆情管理的队伍薄弱

当前,不少医院还未建立有效的舆情信息采集部门,只能被动地接受媒体、公众信息,以及上级部门舆情事件的反馈。有些医院由于人员紧缺,安排医院行政宣传部门人员兼职舆情工作,而他们大都未受过专业培训,对于舆情的概念不明晰,易与宣传工作混淆,其舆情工作的预见性和专业性无法保障日常的舆情监测。大多数医院的新闻发言人水平参差不齐,缺乏专业培训,一旦舆情危机爆发,新闻发言人很难在第一时间发挥积极作用。这样的舆情工作队伍建设与当下医院舆情信息工作的要求严重不匹配,直接影响医院应对舆情危机的效果。

二、医院危机舆情管理的伦理要求

不可否认,网络舆情会影响医院正常的工作秩序及社会形象,但是如果医院能够对舆情管理得当,媒体的监督可以帮助医院查找自身管理和各项工作中的不足,不断塑造医院的正面形象、提升医院的品牌价值。为了提高医院危机舆情管理的能力,需要遵循以下伦理要求。

(一) 提升舆情管理能力

加强舆情管理人员媒介素养的培训和舆情专岗人员的设置,组织统一的媒介素养培训,或者邀请专业媒体人员,新闻专家来进行相关舆情信息的讲座,培养医院网络舆情管理者的能力素质。相关人员应认真研究新媒体环境下新闻的传播规律,熟悉各大网站、各大社区、各大论坛的特点,加强对网络舆情信息的分析和预判能力,要研究和掌握新闻传播规律。

(二) 及时发布正确的动态的信息

在医疗舆情事件中,医院通常拥有最多的信息量,因此最具有信息发布权。如果医院一方提供的信息量不足,很容易造成媒体的天平倾向于患者一方;若医院主动通过官方网站或官方微博发布通报,并对公众关心的问题做出公正合理的回答,则会让媒体和公众了解危机的最新进展,在一定程度上引导舆论,维护医院正面形象。

(三) 主动加强与媒体的沟通

医院不要排斥和攻击媒体,而要主动合作,坚持理智沟通与感性沟通相结合,建立信任平等的合作关系。与媒体保持有效的沟通,不仅可以拉近与媒体之间的距离,而且双方在充分沟通的前提下建立起信任的纽带,朝着解决危机事件的良好方向发展,从而降低危机事件为医院带来的负面影响。重大舆情事件中在面对媒体前应做好充分的准备,做到有备而谈,对记者提出的问题应该表述清楚,简短精炼,避免官腔套话,即使针对敏感问题的提问,也要以真诚的态度实事求是地回答。

(四) 积极呼吁完善立法

呼吁建立政府与医院及媒体间的沟通机制,同时积极向政府主管部门呼吁加强涉医舆情的立法工作,由政府牵头设立舆情监管体系和监管机制,督促媒体严格遵守行业规范和职业操守。新闻媒体编造、散布虚假医疗纠纷信息的,由有关主管部门依法给予处罚;给公民、法人或者其他组织的合法权益造成损害的,依法承担消除影响、恢复名誉、赔偿损失、赔礼道歉等民事责任。通过法律的规约和引导,使媒体坚持实事求是、避免伤害、引导正面思考、探索破解之道的原则,发挥弘扬正能量、解决真问题的积极作用。

(路绪锋)

附　　录

参 考 文 献

[1] 王志伟.医院管理学[M].北京:中国中医药出版社,2017.
[2] 张英.医院人力资源管理[M].北京:清华大学出版社,2017.
[3] 王成增,张建功.现代医院管理理论与实务[M].北京:科学出版社,2018.
[4] 张芳,贾燕,李仲智.医院人事管理中的伦理学思考[J].中国医院,2012,16(10):73-75.
[5] 刘展.人力资源管理伦理与员工满意度的实证研究[D].北京:对外经济贸易大学,2019.
[6] 房宏君,马俊红.科技人才伦理管理对创新绩效影响研究[J].技术经济与管理研究,2014(12):24-28.
[7] 李朝虹.医院人力资源管理制度与表格范本[M].北京:科学出版社,2016.
[8] 李栋,王瑞涛,郭颖婕,等.综合医院人力资源配置的影响因素探讨[J].天津科技,2020,47(5):28-30.
[9] 国家卫生健康委员会.2019中国卫生健康统计年鉴[M].北京:中国协和医科大学出版社,2020.
[10] 余春兰,陈友娴,李静,等.江苏省公立医院医务人员工作满意度评价及调查分析[J].医学与哲学,2020,41(2):40-43.
[11] 王健菊,任红怡.本土文化视角下人力资源管理伦理困境的研究[J].商场现代化,2016(29):117-118.
[12] 万骁骑,张京平.医院专业技术人才管理中的伦理问题与对策[J].中国医学伦理学,2015,28(3):356-358.
[13] 李锋.大数据下的医院人力资源管理变革[J].现代医院,2017,17(8):1129-1131.

[14] 艾小婧,贾俊格.公立医院人力资源成本管理中存在的问题及解决策略分析[J].中国集体经济,2017(8):89-90.

[15] 岳丹琪,王雁菊,郭晓曦.公立医院管理模式中的伦理缺失及其原因分析[J].中国医学伦理学,2017,30(1):101-104.

[16] 蔡媛青,郑函,王文娟.基于协同理论的公立医院全面预算绩效管理实证研究[J].中国卫生经济,2020,39(9):5-8.

[17] 闫新燕.浅谈平衡计分卡在医院绩效管理中的运用[J].财经界(学术版),2020(23):243.

[18] 方振邦.医院绩效管理[M].北京:化学工业出版社,2016.

[19] 谭慧娟.新医改背景下公立医院绩效管理存在的问题及对策分析[J].财经界,2020(28):70-71.

[20] 肖潇.医院提高人力资源管理水平路径探析[J].决策探索,2020(10):93.

[21] 张丹.浅谈医院人力资源风险管理[J].辽宁经济,2020(5):45-47.

[22] 陈满.浅析 PDCA 循环在医院人力资源管理中的应用[J].财经界,2020(15):244-245.

[23] 刘依然,马芬,李莉娜.医疗新技术的伦理审查与监管问题研究[J].中国医学装备,2020(9):139-143.

[24] 阿尔贝特·施韦译.敬畏生命[M].上海:上海社会科学院出版社,2003.

[25] 马璐,孙永军,张成普,等.医疗新技术的科学规范化管理[J].现代医院管理,2018,16(4):56-58.

[26] 白彩珍,赵万全,任佩娟,等.医疗新技术临床试验和应用的伦理审查要点[J].中华医院管理杂志,2014,30(6):457-459.

[27] 张筱笑,潘捷,陶辉红.医院药事管理和合理用药现状与应对策略[J].中医药管理杂志,2020,28(7):140-142.

[28] 谈新敏,易晨冉.人类辅助生殖技术的"异化"及其对策探析[J].自然辩证法研究,2012,28(4):73-77.

[29] 陈辉,陶新玲.药剂科药事管理在医院管理工作中的作用探讨[J].医药前沿,2020,10(17):238-239.

[30] 唐文茂.医院药事管理现状及对策的初步探讨[J].临床医药文献电子杂志,2020,7(32):181-182.

[31] 王俏荔.我国医疗市场医师过度医疗行为约束机制的博弈分析[J].中国

药房,2017,28(29):4033-4036.

[32] 姚振红.新形势下医院信息管理面临的挑战对策探讨[J].临床医药文献杂志,2017,4(73):14451-14452.

[33] 刘德龙.医院信息管理系统的发展趋势[J].信息与电脑,2019(4):231-232.

[34] 卢水灵,李杰.病案管理与个人隐私权的保护[J].现代医院,2006,6(8):135-136.

[35] 李阳.危机管理模式下新媒体网络舆情治理路径研究[J].社会科学辑刊,2015(4):49-53.

[36] 宋亚辉.侵权法的医疗风险分担理论与实践[J].南京政治学院学报,2018(1):106-113.

[37] 王东红.我国医疗风险预警研究现状分析与展望[J].中国卫生质量管理,2014,21(2):28-30.

[38] 王惠英,宣俊俊,邱智渊,等.医疗风险预警机制构建[J].中国卫生质量管理,2016,23(2):27-29.

[39] 李枫.网络舆情危机的应对机制与舆论引导——评《新媒体环境下的危机传播及舆论引导研究》[J].传媒,2018(23):98.

[40] 段善谦,徐青松.国际医疗援助中的行为规范探析[J].中国卫生法制,2021,29(1):21-26.

[41] 张鹭鹭.医院管理学(第2版)[M].北京:人民卫生出版社,2014.

[42] 徐敏.深化医改背景下提高公立医院文化建设的探索[J].中国卫生标准管理,2020,11(8):5-8.

[43] 沈杏华,汤佳,郭迎,等.新医改背景下调整医院文化建设路径浅析[J].现代医院,2017,17(4):499-501.

[44] 罗超.人文医学时代医院文化建设的路径选择[J].中国卫生标准管理,2020,11(3):5-8.

[45] 徐青松.试析国际医疗援助中的法律关系[J].中国卫生法制,2019,27(6):11-15.

[46] 高涵柏.全球治理视角下的中国对非医疗援助[J].市场周刊,2015(1):97-99.

[47] 叶文琴,王筱慧,张伟英.实用医院护理人力资源管理学[M].北京:科学出版社,2014.

[48] 叶文琴,徐筱萍,徐丽华. 现代医院护理管理学[M]. 北京:人民卫生出版社,2017.

[49] 吴欣娟,王艳梅. 护理管理学[M]. 第四版. 北京:人民卫生出版社,2017.

[50] 封海霞,李国宏,徐翠荣,等. 基于岗位胜任力的专科护士培养与使用[J]. 中华护理教育,2020,17(8):681-684.

[51] 姜安丽. 新编护理学基础[M]. 第3版. 北京:人民卫生出版社,2018.

[52] 陈婉华,麦剑欣,叶君荣. 降低精神科住院患者跌倒发生率的品管圈实践[J]. 护理学报,2020,27(18):29-33.

[53] 洪菊. 基于品管圈活动的骨科护理带教质量效果研究[J]. 中国继续医学教育,2020,12(27):65-69.

[54] 李鑫,熊莉娟,何嘉,等. 疾病诊断相关分组在护理管理中的应用进展[J]. 中华护理杂志,2020,55(4):636-640.

[55] 宋国玲. 临床护理路径对于支气管哮喘的护理效果研究[J]. 中西医结合心血管病电子杂志,2020,8(26):88,148.

[56] 周洁,张新宇,樊民胜. 中国护理管理的伦理缺陷和困境浅析[J]. 中国医学伦理学,2010,23(3):33-34,69.

[57] 徐奕旻,吴瑛,张艳,等. 全国医院护士工作状态的调查分析[J]. 中华护理杂志,2016,51(8):947-950.

[58] 王朕,董博. 提高护理伦理素养 做优秀护理管理者[J]. 全科护理,2014,12(36):3430-3431.

[59] 姜小鹰,刘俊荣. 护理伦理学[M]. 第2版. 北京:人民卫生出版社,2017.

[60] 陈勇川. 回顾与展望:我国生物医学研究伦理审查的发展趋势[J]. 医学与哲学,2020,41(15):1-7.

[61] 安妮,乔田奎,许国雄,等. 综合医院临床研究伦理初始审查常见问题及对策研究[J]. 医学与哲学,2020,41(5):40-43.

[62] 张淼. 我国医院伦理委员会的作用研究[D]. 石家庄:河北经贸大学,2015.

[63] 李永昌,杨国斌,徐晓莉,等. 医院医学伦理学组织架构及职能探讨[J]. 医学与社会,2011,24(1):48-50.

[64] 闫欣,刘中国,陈月芹,等. 医学伦理委员会建设发展中的现存问题及其分析[J]. 中国药物与临床,2016,16(3):363-365.

[65] 陈佩,许善华. 现代医院管理伦理的实践与探索[J]. 医院院长论坛,

2012,9(2):26-29.

[66] 郑大喜.基于人文精神的医院管理伦理[J].现代医院管理,2007,5(6):29-33,44.

[67] 吴其,乐虹,陈默,等.法律视角下我国医院伦理委员会建设中存在的问题和对策[J].中国医院,2020,24(4):51-52.

[68] 黄成华,黄钢.医疗技术管理的伦理建制[J].辽宁医学院学报(社会科学版),2009,7(1):17-20.

[69] 林云,黄瑾,段露清,等.上海市卫生计生系统科研伦理委员会建设和审查质量的现状调查[J].中国医学伦理学,2017,30(11):1391-1395.

[70] 师明阳,闫冬,任萍.医院伦理委员会会议审查工作实践和启示[J].医学与哲学,2018,39(21):15-16,31.

[71] 杨雪,李建民,刘松江,等.完善伦理委员会职能及其审查体系服务功能的建议与思考[J].中国医学伦理学,2018,31(10):1269-1272.

[72] 国家卫生健康委员会.国家卫生健康委关于发布药物临床试验质量管理规范的公告[EB/OL].(2020-04-27)[2020-10-12].http://www.nhc.gov.cn/yzygj/s7659/202004/1d5d7ea301f04adba4c4e47d2e92eb96.shtml.

[73] 国家卫生健康委员会.法制司 涉及人的生物医学研究伦理审查办法[EB/OL](2016-10-12)[2020-10-12].http://www.nhc.gov.cn/xxgk/pages/viewdocument.jsp?dispatchDate=&staticUrl=/fzs/s3576/201610/84b33b81d8e747eaaf048f68b174f829.shtml.

[74] 李丰杉,余勤.新形势下伦理委员会在受试者/患者权益保护中的作用[J].中国临床药理学杂志,2020,36(19):3165-3168.

[75] 姚树森.《赫尔辛基宣言》修订与受试者权益保障[J].医院与法制,2014(2):51-53.

[76] 周吉银.新型冠状病毒肺炎临床研究的伦理审查对策[J].中国医学伦理学,2020,33(8):931-936,941.

[77] 熊宁宁,李昱,王思成,等.伦理委员会制度与操作规程[M].第3版.北京:科学出版社,2019.

图书在版编目(CIP)数据

医院管理伦理/杜萍,路绪锋,李凤萍编著. —上海：复旦大学出版社,2021.8
ISBN 978-7-309-15755-0

Ⅰ.①医… Ⅱ.①杜… ②路… ③李… Ⅲ.①医院-管理-研究 ②医学伦理学-研究
Ⅳ.①197.32 ②R-052

中国版本图书馆 CIP 数据核字(2021)第 114169 号

医院管理伦理
杜　萍　路绪锋　李凤萍　编著
责任编辑/王　珍

复旦大学出版社有限公司出版发行
上海市国权路 579 号　邮编：200433
网址：fupnet@fudanpress.com　http://www.fudanpress.com
门市零售：86-21-65102580　　团体订购：86-21-65104505
出版部电话：86-21-65642845
江苏凤凰数码印务有限公司

开本 787 × 960　1/16　印张 13　字数 220 千
2021 年 8 月第 1 版第 1 次印刷

ISBN 978-7-309-15755-0/R·1888
定价：60.00 元

如有印装质量问题,请向复旦大学出版社有限公司出版部调换。
版权所有　侵权必究